Die große Rückenschule

Herausgegeben von
B. Reinhardt, Bad Aibling

perimed Fachbuch-
Verlagsgesellschaft mbH
D-8520 Erlangen

Anschrift des Herausgebers:

Dr. med. B. Reinhardt
Rosenheimer Straße 53
8202 Bad Aibling

Die Deutsche Bibliothek – CIP-Einheitsaufnahme

Die grosse Rückenschule / hrsg. von B. Reinhardt.
– Erlangen : perimed-Fachbuch-Verl.-Ges., 1991
ISBN: 3-88429-381-8
NE: Reinhardt, Bernd [Hrsg.]

ISBN: 3-88429-381-8

Satz: perimed Satz-Zentrum, Erlangen

Druck: Bosch-Druck, Landshut/Ergolding

Inhalt

Bausteine der Wirbelsäule 27

Das Körperlot 66

Sitzen 72

Rücken und Freizeit 126

Rücken und Sport 133

Gesunder Schülerrücken 145

Vorwort zur 2. Auflage

Die Saat geht auf. Das Pflänzchen Rückenschule gedeiht prächtig. Das erklärte Ziel: Gesunder Rücken - besser leben ist allerdings noch weit.
Die 1. Auflage dieses Buches wurde bereits zum „Bestseller". Der Erfolgsweg dieses Büchleins läßt sich aus der für den Laien leicht verständlichen Darbietung anatomischer und physiologischer Gegebenheiten der Wirbelsäule erklären. Der nicht alltägliche Verkaufsweg zu einem nicht alltäglichen Preis hat die Verbreitung dieser Informationsschrift gefördert. Der Preis war nur durch finanzielle Unterstützung der Raiffeisen- und Volksbanken-Versicherungen möglich. Nicht zuletzt hat auch das Fernsehen, hier besonders das ZDF, zu der steigenden Nachfrage beigetragen. Unter dem Motto „das Fernsehen kümmert sich um Ihren Rücken", wurde die 1. Auflage dieses Büchleins gewissermaßen das Begleitbuch zur 6teiligen ZDF-Sendung Info Gesundheit mit dem Thema „Rücken aktiv", in der auf Rückenprobleme aufmerksam gemacht wurde.

Die Neuauflage ist im Gegensatz zur 1. Auflage auch im Buchhandel erhältlich. Der Preis wurde gewohnt niedrig gehalten und der Informationsgehalt erhöht. Der Inhalt wurde um die Kapitel „Biomechanik des Bewegungssegmentes" und „Der Arbeitsplatz im Jahr 2000" ergänzt. Die Neuauflage wurde zudem um den Beitrag: „Behindertengerechtes Sitzen im Auto" ergänzt. Das Auto ist in unserem Leben ein unverzichtbarer Bestandteil geworden und übernimmt weitgehend die Funktion der Beine und Füße. Wenn Beine und Füße im PKW nicht zu stark beansprucht werden, so ist es wohl der Rücken, der mit zunehmender Belastung rechnen muß. Zunehmend mehr Leute steigen nach meist zu langen Autofahrten aus zu schlechten Autositzen mit heftigen Kreuzschmerzen aus. Gerade der Behinderte ist auf besonders rückenfreundliche Autositze angewiesen.

Vorwort zur 2. Auflage

Die Kapitel „Präventivmaßnahmen von Wirbelsäulenerkrankungen im Kindesalter“ und „Osteoporose – eine Volkskrankheit?“ spiegeln das Motto „Rückenschule von der Wiege bis zur Bahre“ wider. Gerade ältere Personen sind von der Wichtigkeit der Rükkenschule zu überzeugen. Die Vorstellung, daß das falsche Heben des Enkels bei bestehender Osteoporose zu einem Zusammenbrechen der porösen Wirbelkörper führen kann, mahnt zu rückengerechtem Verhalten. Sehr viel schwieriger hingegen ist die Bereitschaft von Kindern und Jugendlichen, sich rückengerecht zu verhalten. Da noch keine Beschwerden bestehen und auch die Schule kein gesundheitserhaltendes Verhalten lehrt, kann man ein solches Verständnis kaum erwarten.

Bad Aibling, im Frühjahr 1991 B. Reinhardt

Geleitworte

Die Funktionskrankheiten und Störungen am Bewegungsapparat nehmen heute in unseren modernen Zivilisationsgesellschaft nach den Herz-Kreislauf- und Atemwegserkrankungen einen Spitzenplatz ein. Die gesetzliche Krankenversicherung zeigt in ihren jährlichen Statistiken auf, daß damit Kosten in Milliardenhöhe verbunden sind. Unzweifelhaft hat sich die Arbeitsplatzsituation in unserer modernen Industriegesellschaft, aber auch das Freizeitverhalten in den letzten Jahrzehnten deutlich gewandelt. Bewegungsarmut und -mangel sind an der Tagesordnung. Sitzende berufliche Tätigkeiten sind überproportional gestiegen und nehmen weiter zu. Das passive Freizeitverhalten in erster Linie vor dem Heimkino schließt sich in weiten Bevölkerungsschichten an die stundenlange beruflich sitzende Tätigkeit an.
Unser sogenannter Bewegungsapparat ist, wie der Namen schon aussagt, für die Bewegung geschaffen. Bewegungsmangel führt zur Schädigung. Jede einzelne Struktur unseres Bewegungsapparates, ob Muskel, Sehne, Knochen etc., braucht den notwendigen mechanischen Belastungsreiz durch die Bewegung, um ihre Belastungsfähigkeit zu erhalten. Fehlt dieser Bewegungsreiz, kommt es zu frühzeitigen Schädigungen der Strukturen im Sinne von erhöhten Verschleißerkrankungen. Sehr oft werden diese Verschleißerkrankungen als schicksalhaft bedingt hingenommen. Dies ist jedoch ein elementarer Denkfehler. Durch den rechtzeitigen und sinnvollen ökonomischen Einsatz der Bewegung am Arbeitsplatz wie in der Freizeit kann solchen Verschleißerkrankungen vorgebeugt werden. Beim Vorliegen erster Beschwerden kann eine weitere Schädigung vermieden werden. Das vorliegende Buch befaßt sich in seiner gesamten Thematik sehr ausführlich und für den Laien übersichtlich geordnet mit den Ursachen der Erkrankungen des Bewegungsapparates. Dem Autor ist es gelungen, klar und übersichtlich den Aufbau des Bewegungsapparates und seine funktionell richtige Einstellung zu beschreiben.

Bewegung allein ist nicht das ausschlaggebende Kriterium für die Erhaltung der Gesundheit. Entscheidend ist auch, wie die Bewegung ausgeführt wird. Eine Hausfrau zum Beispiel, die den ganzen Tag in Bewegung ist, kann trotzdem erheblichen Verschleißerkrankungen ausgesetzt sein. Dies wird in dem vorliegenden Buch sehr deutlich aufgezeigt. Die Haltung ist nicht nur Ausdruck einer Persönlichkeit, sondern gleichzeitig auch wichtigstes Kriterium bei der ökonomischen Belastung unseres Bewegungsapparates. Dies gilt nicht nur für das Sitzen, sondern ebenso für alle anderen Belastungspositionen im täglichen Leben. Diese Belastungspositionen und ihre richtige Einnahme werden deutlich aufgezeigt. Der wichtige Einsatz von regelmäßigen Bewegungspausen am Arbeitsplatz, insbesondere bei sitzenden beruflichen Tätigkeiten, aber auch bei den täglich zu verrrichtenden Haushaltsarbeiten, wird in seinem Stellenwert bezüglich der Verschleißerkrankungen herausgestellt. Alltagsbewegungen wie Bücken, Heben, Tragen, aber auch Sitzen, finden ihre ausführliche Beschreibung.

Dem Buch ist eine weite Verbreitung in der Öffentlichkeit zu wünschen. Es dient aber auch den Ärzten und Krankengymnasten als notwendige Hilfestellung bei der Vermittlung der Bewegungserziehung bei Bewegungsarmut, um damit verbundene Erkrankungen zu verhindern.

München, im Herbst 1988

Eckhardt Böhle (Vorsitzender des Zentralverbandes der Deutschen Krankengymnasten)

Die Stimmen derjenigen Fachleute, welche die chirurgische Behandlung des chronischen bzw. chronisch-rezidivierenden Kreuzschmerzes auf ganz wenige und klar umschriebene Indikationen beschränkt sehen möchten, werden immer unüberhörbarer. Als Ursache für die Beschwerden und Funktionsstörungen der lumbalen Wirbelsäule samt lumbosakralem Übergang, die von keinen oder nur minimalen, nicht progredienten neurologischen Ausfällen begleitet werden, können zumindest für einen ansehnlichen Teil dieser Patienten gewohnheitsmäßige Fehlbelastungen vermutet werden. Solche für die Wirbelsäule biomechanisch ungünstige und teils auch einseitige Belastungen führen über die Jahre zu teils degenerativen und teils bindegewebig-entzündlichen Veränderungen innerhalb der Bewegungssegmente samt dem dazugehörigen Muskelfaszienapparat. Diese Veränderungen betreffen insbesondere auch die Wirbelbogengelenke und die Zwischenwirbelscheiben und führen ihrerseits zu mechanischen Störungen. Es gibt zahlreiche Gründe, warum diese Veränderungen und mechanischen Störungen der Lendenwirbelsäule zu chronischen und chronisch-rezidivierenden Kreuzbeschwerden und in die Beine ausstrahlenden Schmerzen führen können. Nach Ausschluß der seltenen und schweren Erkrankungen der Wirbelsäule und des Rückenmarkes einschließlich des Bandscheibenprolapses – falls er tatsächlich das Rückenmark oder seine Nervenwurzeln komprimiert – sind die ungenügenden bzw. gestörten Halte- und Bewegungsleistungen dieses Wirbelsäulenabschnittes die tieferen Ursachen des chronisch werdenden Krankheitsbildes. Es gilt deshalb, die physiologische und damit auch „rückenschonende" Funktionsweise des Kreuzes zu schulen, zu üben und schließlich zu trainieren.

Das vorliegende Buch wendet sich mit einem allgemeinverständlichen Text und mit zahlreichen einleuchtenden, teils sogar heiteren

Darstellungen in gleicher Weise an Patienten wie an Behandler; es weckt auf didaktisch geschickte Weise das Verständnis für die Aufgaben, Stärken, Schwächen sowie den richtigen Einsatz des Rückens. Ausgehend vom therapeutischen Grundatz der Instruktion enthält das Buch Vorschläge und Möglichkeiten zum Aufbau und zur Durchführung einer Rückenschule und damit letztlich auch zur Selbstbehandlung. Wessen Geist willig und einsichtig genug ist und wessen Fleisch nicht allzu träge ist, wird aus diesem Werk für sich persönlich und für seine Patienten reichlich Gewinn schöpfen können.

München, im Herbst 1988 Prof. Dr. Edward Senn

Einführung

Der chronische Kreuzschmerz entwickelt sich zu einer Art Epidemie der zivilisierten Leistungsgesellschaft. Etwa 18 Millionen Menschen in der BRD leiden unter akuten und chronischen Rükkenschmerzen. In den USA unterziehen sich jährlich 6 Millionen Einwohner irgendeiner Therapie zur Behandlung ihrer Rückenschmerzen. Bei fast 50 % aller Menschen, die vorzeitig aus dem aktiven Arbeitsprozeß ausscheiden müssen, ist der Grund eine erhebliche Einschränkung der Belastungs- und Bewegungsfähigkeit der Wirbelsäule. Diesen Beschwerden der Wirbelsäule kann man – unabhängig von den Ursachen – meist vorbeugen. Sind jedoch Abnutzungsschäden bereits aufgetreten, kann sie auch der beste Arzt nicht mehr rückgängig machen. Jeder, der alt genug ist, um dieses Buch zu verstehen, unterliegt bereits einem gewissen Verschleiß seiner Wirbelsäule und seiner Gelenke. Dennoch: Verschleiß macht nicht unbedingt Schmerzen.

Das Verständnis, wie es zum Wirbelsäulenschaden kommt, setzt einfache Kenntnisse des Aufbaus, der Funktion und der Fehlfunktion dieser beweglichen Säule voraus. Entsprechend dem gewonnenen Wissen werde ein jeder sein eigener Bildhauer. Die Rükkenschule soll unser geistiges Stützkorsett bilden. „Schlechte" und „gute" Verhaltensweisen werden in diesem Büchlein gegenübergestellt. Die Beispiele sollen zum Denken anregen und vom Leser gedanklich und praktisch vervollständigt werden. Patentrezepte gibt es nicht, jede Lebenssituation verlangt vom einzelnen spezifische Verhaltensweisen, jeder Mensch ist in anatomischen Nuancen unterschiedlich gebaut. Die Grundprinzipien der Rükken- und Körperpflege, der Wirbelsäulenhygiene und des Rückentrainings gelten aber für jeden.

Die Rückenschule hat das Ziel, dem Rückengefährdeten – zu diesen können wir uns in allen Altersklassen fast ausnahmslos rechnen – die Gefahren aufzudecken, die seinem Rücken durch den Mißbrauch (durch Überstrapazieren, aber auch durch Schonen) drohen. Wir müssen Verhaltensweisen lehren, durch welche jeder sich die Unversehrtheit seiner Wirbelsäule in allen Lebenssituationen bewahren kann.

„Es ist nicht genug zu wissen – man muß auch anwenden!“ (Goethe).

Für wen ist die Rückenschule gedacht?

1. Primärprävention:
Der gesunde Mensch soll lernen, mit seiner Wirbelsäule so umzugehen, daß sie bei allen Körperhaltungen und bei allen Tätigkeiten des täglichen Lebens gesund bleibt.
Mit pädagogischen Empfehlungen sollen der ökonomische Gebrauch des Rückens und eine wirkungsvolle Wirbelsäulenhygiene erreicht werden. Vom sachkundigen Arzt, z. B. vom Orthopäden, sollen die theoretischen Grundlagen des Aufbaus und der Funktion der Wirbelsäule, der wichtigsten Krankheitsbilder des Rükkens, die ergonomischen Zusammenhänge des „Organs“ Wirbelsäule in den verschiedensten Körperhaltungen und bei den verschiedensten Tätigkeiten vermittelt werden.
In erster Linie sollen Krankengymnasten (Krankengymnast = Komplementärberuf für den Arzt) die sachkundige, praktische Ausführung der Rückenschule übernehmen. Das Rückenkonzept soll ein Programm für Haltungsschulung und für eine entsprechende Gymnastik beinhalten. Auch speziell ausgebildete und als Rückenschullehrer autorisierte Sportlehrer und Physiotherapeuten sollen bei der Primärprophylaxe, d. h. bei der Arbeit mit dem Gesunden, tätig werden. Die Primärprophylaxe oder Primärprävention sollte in Kindergärten beginnen und als Teil der Gesundheitserziehung in den Schulen beibehalten werden; am Arbeits-

platz ist die Rückenschulung unentbehrlich. Unter Aufsicht eines Betriebsarztes kann die Rückenschule in das Betriebssportprogramm einbezogen werden. Primärpräventiv soll Rückenschule über die Medien angeboten werden, insbesondere über das Fernsehen. Beim passiven Fernsehsport ist Vorbeugen im wahrsten Sinne des Wortes die beste Vorbeugung gegen den Fernsehhals und das Fernsehkreuz.

2. Sekunkärprophylaxe:
Eine sekundäre Prophylaxe drängt sich besonders bei chronischen Fällen von Wirbelsäulenbeschwerden und gehäuften Rezidiven im Anschluß an eine akute Krankheitsphase auf. Der Patient muß lernen, mit seiner Behinderung umzugehen und Rückfälle zu vermeiden. Letzteres nicht so sehr, indem er seine Aktivität einschränkt, sondern indem er seine Gestik verbessert. Eine Rückenschule, die sich mit Rückenpatienten befaßt, gehört in die Hand des erfahrenen Krankengymnasten. Der Rückenpatient muß sich in dieser Zeit seiner für ihn aktuellen Risikofaktoren bewußt werden, er darf bei seiner Wiedereingliederung in seinen beruflichen, häuslichen und sportlichen Alltag seine Wirbelsäule nicht überbelasten bzw. fehlbelasten. Die Betreuung dieser Gruppe ist ein ausgezeichnetes Raster zur Erkennung und Weiterleitung derjenigen, die zusätzliche ärztliche, diagnostische und therapeutische Hilfen benötigen. Eine enge Zusammenarbeit zwischen Krankengymnast und betreuendem Arzt muß bei dieser Gruppe gewährleistet sein.

Die wichtigsten Gebote zur Erhaltung der Wirbelsäulengesundheit

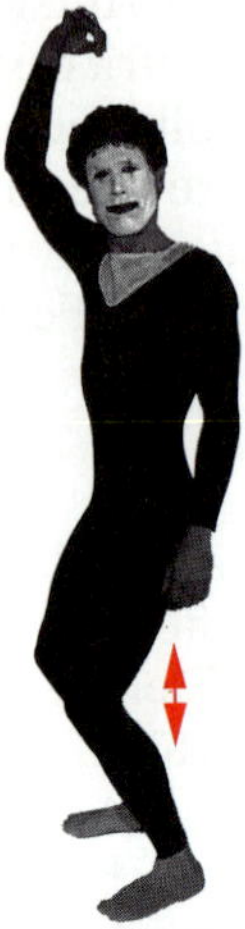

Abb. 1

Halte dich im Lot

Der aufrecht gehende Mensch bewältigt die Anziehungskraft der Erde am besten, wenn er sich im Lot befindet. Wenn er aus dem Lot gerät, muß er seine Muskulatur zu viel belasten (Abb. 1).

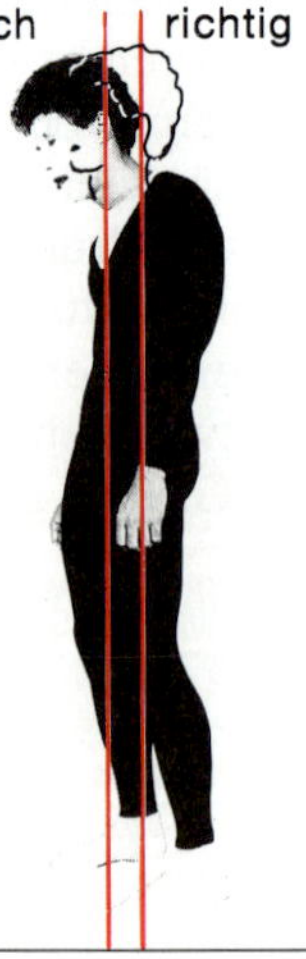

Abb. 2

Korrigiere Deine Haltung

Andauernde Abweichungen vom Körperlot führen zu Fehlhaltungen, diese zu Fehlbelastungen und schließlich zum Schaden. Die Belastbarkeit der tragenden und haltenden Teile des Körpers ist begrenzt (Abb. 2).

Bewege Dich

Der Mensch braucht die Bewegung. Gelenke, Muskeln, Sehnen, Bänder, Bandscheiben und etwa 100 gelenkige Verbindungen der Wirbelsäule bleiben nur durch regelmäßige Bewegung gesund (Abb. 3).

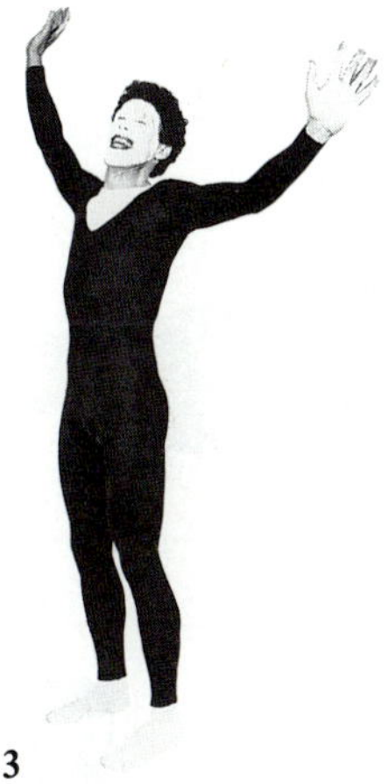

Abb. 3

Halte Deinen Rücken stabil

Durch die muskuläre Kraft und Anspannung soll die normale Wirbelsäulenform erhalten bleiben. Arme und Beine übernehmen die Hebelfunktionen. Benutze den Kopf, schone den Körper (Abb. 4).

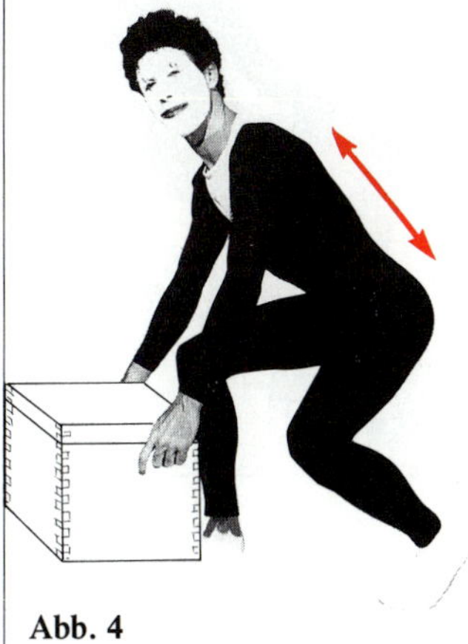

Abb. 4

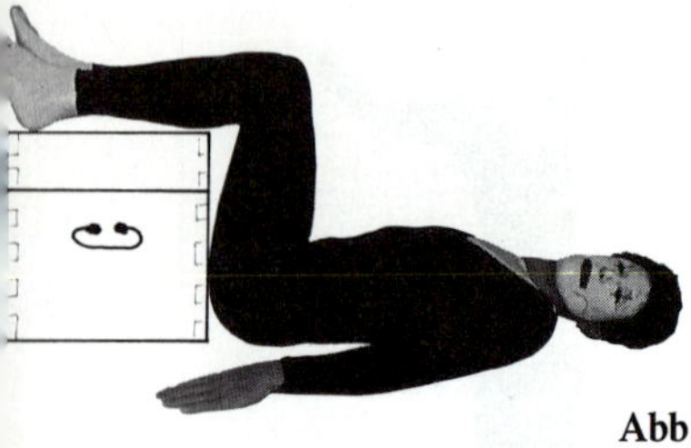

Abb. 5

Entlaste Deinen Rücken

Nur beim richtigen Liegen kommt es zur absoluten Entlastung (Abb. 5).

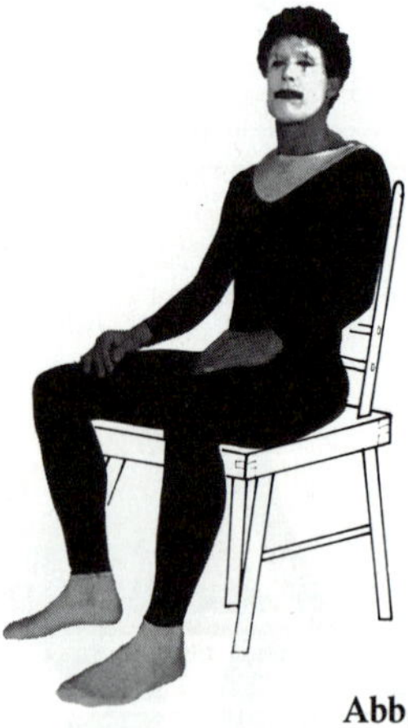

Abb. 6

Sitze wenig

Sitzen ist grundsätzlich für die Wirbelsäule eine größere Belastung als das Stehen (Abb. 6).

Lege Bewegungspausen ein

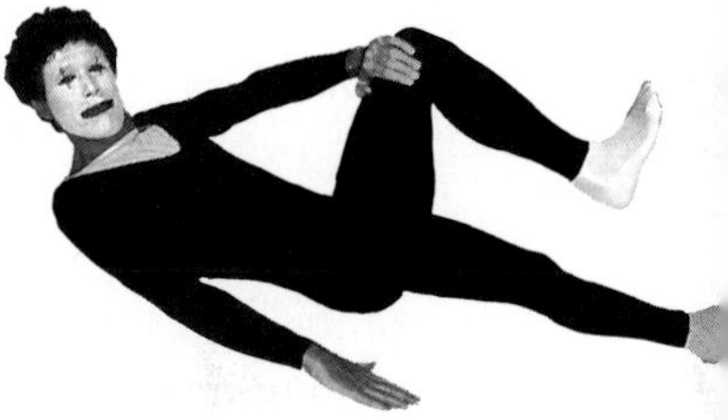

Der Sitzkrankheit kann man durch Anspannung, Entspannung und Dehnung der Muskeln vorbeugen (Abb. 7).

Abb. 7

Trainiere Deinen Rücken

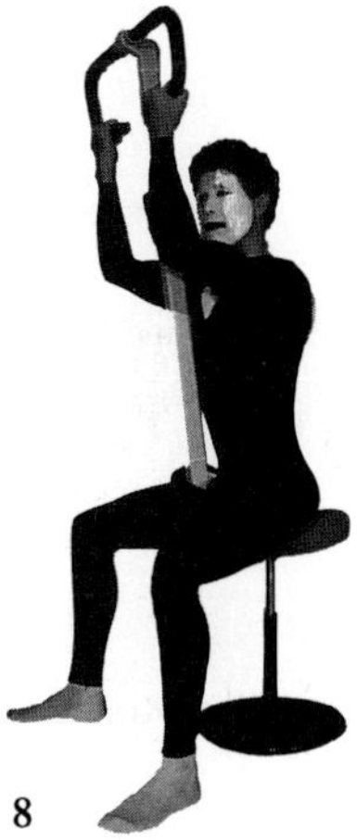

Ein Organ, das Leistung bringen soll, braucht Training! Ohne Rükkentraining keine Leistung (Abb. 8)[1].

Abb. 8

[1] Die Abbildungen wurden mit freundlicher Unterstützung der WAGUS, Karlsruhe, angefertigt.

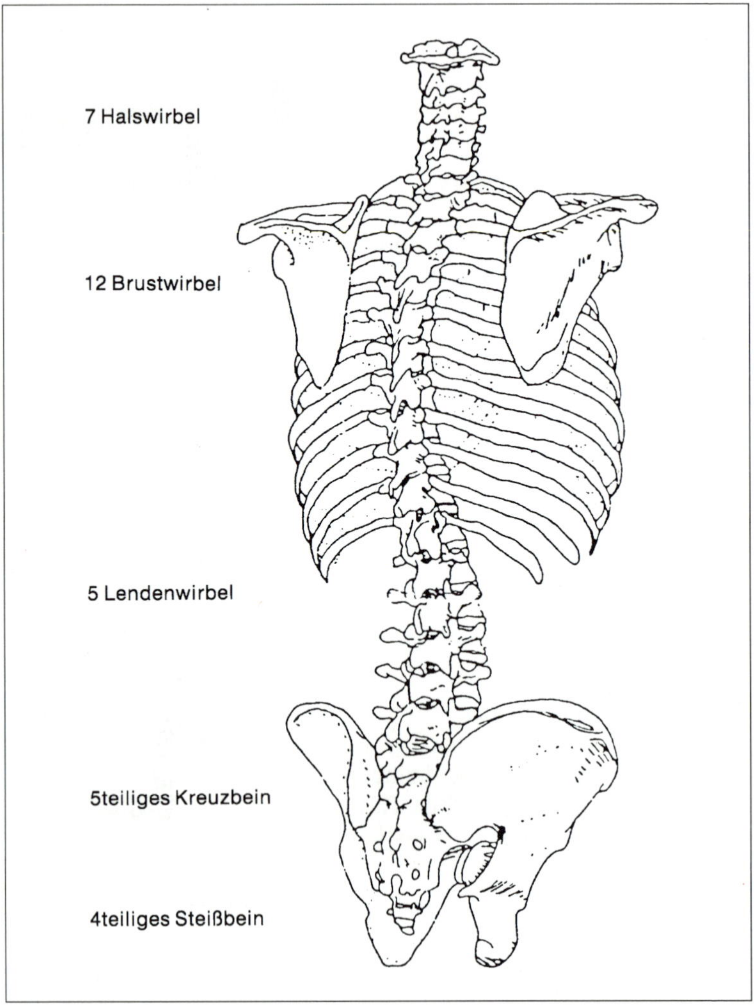
7 Halswirbel
12 Brustwirbel
5 Lendenwirbel
5teiliges Kreuzbein
4teiliges Steißbein

Bausteine der Wirbelsäule

Die Wirbelsäule besteht aus 33 Wirbeln, 9 davon sind zum Kreuz- und Steißbein zusammengewachsen, die übrigen unterteilen sich in 5 Lenden-, 12 Brust- und 7 Halswirbel (Abb. 9). Verbunden sind die Wirbelkörper untereinander durch die Bandscheiben, hinten durch die Wirbelbogengelenke (Abb. 10). Bandscheiben, Wirbelbogengelenke und Bänder bilden zusammen mit den Muskeln die Funktionseinheit Bewegungssegment.
Durch die einzelnen Bewegungssegmente (zumeist sind es 23) bleibt der Wirbelsäulenstab flexibel. Der Verschleiß der beweglichen Teile durch Alterung, Schädigung, Fehlbelastung führt zum Verlust der Beweglichkeit einzelner Bewegungssegmente und einzelner Teile der beweglichen Funktionseinheit. Die beweglich gebliebenen Segmente müssen das nicht mehr funktionsfähige einzelne Bewegungssegment voll ersetzen, unterliegen deshalb ihrerseits vermehrter Belastung und gegebenenfalls auch beschleunigtem Verschleiß.

Bandscheibe

Anatomie, Funktion, Ernährung, Belastung

Die jeweils zwischen 2 Wirbelkörpern liegende Bandscheibe besteht aus zwiebelschalenartig zirkulär angelegten Knorpelschichten, in deren Zentrum wie eine Perle der Gallertkern (Nucleus pulposus) liegt (Abb. 11). Die Knorpelschalen haben die Fähigkeit, Wasser zu binden und zu quellen. Durch den Quellungsdruck der Bandscheibe werden die benachbarten Wirbelkörper „auf Abstand gehalten“, wodurch sich die festen Bänder, die die Bandscheibe von Wirbelkörper zu Wirbelkörper überbrücken, straffen.

◄ **Abb. 9 Die Bausteine der Wirbelsäule.**

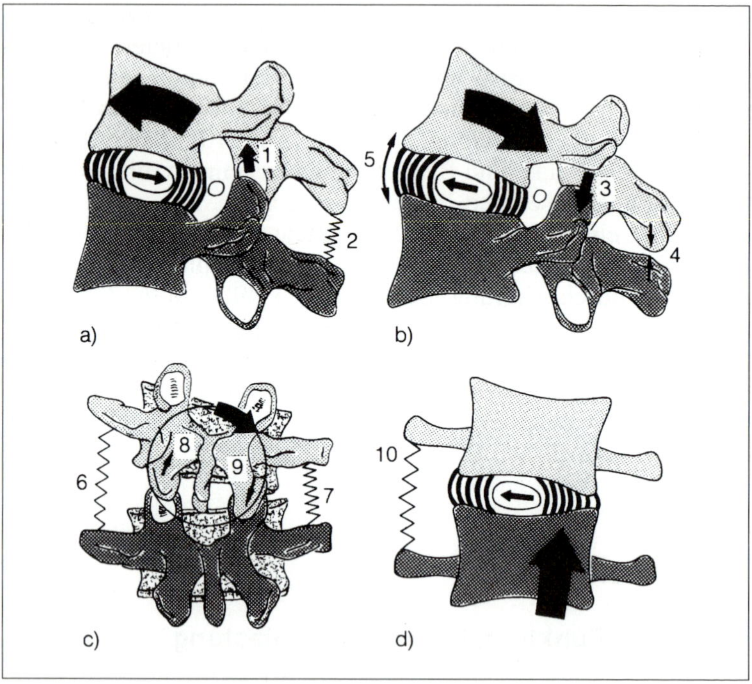

Abb. 10 a–d Wirbelsäule: a) Beim Vorwärtsneigen „entfalten" sich die Wirbelgelenke (1), straffe Bänder und Muskeln begrenzen den Bewegungsspielraum (2), der Gallertkern wird beim Vorwärtsneigen nach „rückenmarkswärts" verformt.
b) Beim Rückwärtsneigen gleiten die Wirbelgelenke „ineinander" (3), die Dornfortsätze nähern sich (4), das vordere Längsband strafft sich (5).
c) Beim Vorwärtsneigen gleiten das linke Wirbelgelenk auseinander (8), das rechte schiebt sich ineinander (9). Der Bandapparat und die Muskulatur links und rechts des Wirbelkörpers begrenzen das Bewegungsausmaß. Diese Haltung ist die instabilste Position (Koffer aus dem Kofferraum heben).
d) Seitneigung: Der Gallertkern verformt sich zur Gegenseite, der Bandapparat (10) bremst die Bewegung.

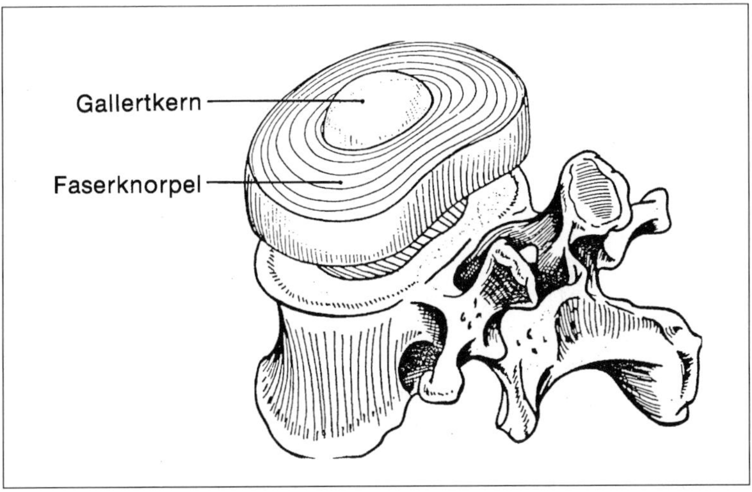

Abb. 11 Anatomie der Bandscheibe.

Die Säule erhält hierdurch die Flexibilität einer Weidengerte. Am frühen Morgen bindet jede einzelne Bandscheibe mehr Wasser als am Abend, deshalb sind wir am Abend etwas kleiner als am frühen Morgen. Die Quellungsfähigkeit nimmt mit zunehmendem Alter ab, woraus sich die im Alter verminderte Körpergröße ergibt. Die Bandscheibe ist verformbar wie ein Wasserbett. Bei Belastung der vorderen Anteile werden diese niedriger, die hinteren Anteile werden dadurch höher (Abb. 12). Der Gallertkern im Zentrum der Bandscheibe hat die Funktion, den vertikalen Druck aufzufangen und abzufedern. Er verteilt die Druckbelastung auf die übrige Bandscheibe als zentraler Drehpunkt. Die Bandscheibe wird lediglich durch Belastung und Entlastung, durch Druck und Druckentlastung ernährt. Die ernährenden Grundstoffe werden bei der

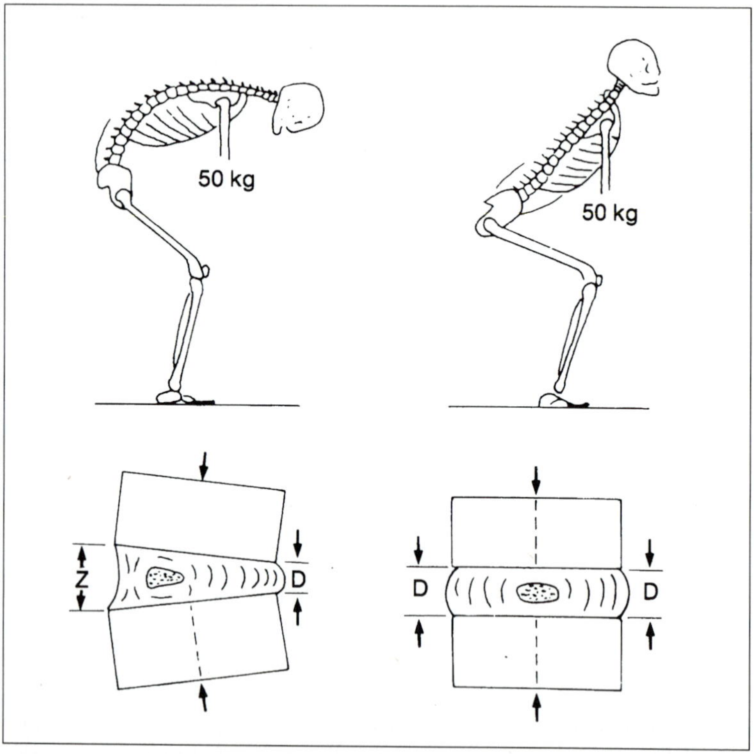

Abb. 12 Die Belastung der Bandscheibe beim Heben eines Gewichtes von 50 kg mit gebeugtem und geradem Rücken (D = Druck, Z = Zug) (aus 62).

Entlastung in die Bandscheibe eingesogen, bei der Belastung ausgepreßt. Die Bandscheibe lebt von der Bewegung (Abb. 13).

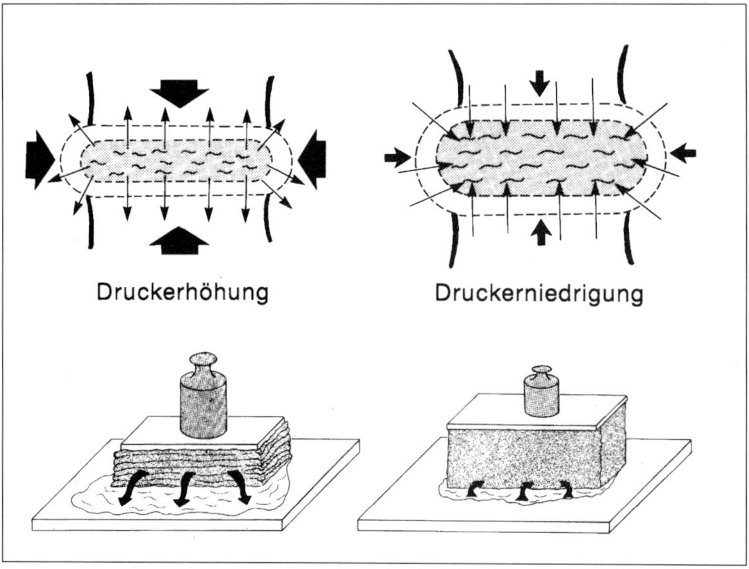

Abb. 13 Ernährung der Bandscheibe durch Be- und Entlastung (mod. nach 33).

Belastungsfähigkeit der Bandscheibe

Beim Liegen auf dem Rücken lasten 25 Kilogramm Druck auf einer Bandscheibe der Lendenwirbelsäule (Abb. 14). Bei Seitlage sind es bereits 75 Kilogramm, da Schulter- und Beckengürtel wie zwei Pfeiler wirken, zwischen denen eine Hängebrücke gespannt ist. Beim Stehen wirken bereits 100 Kilogramm Druck auf die Lendenbandscheibe. Man beachte, daß beim Sitzen im Lot 140 Kilogramm Druck sich auswirken. Sitzen ist also für die Band-

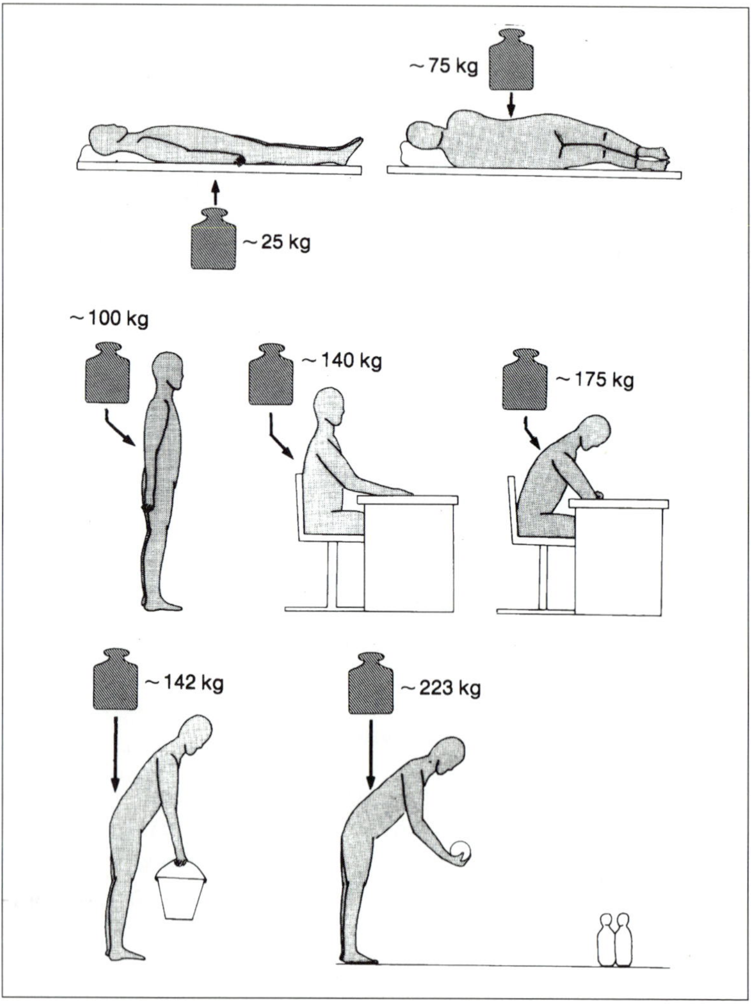
~75 kg
~25 kg
~100 kg
~140 kg
~175 kg
~142 kg
~223 kg

scheibe weit belastender als das Stehen. In der Arbeitshaltung am Büroschreibtisch erhöht sich der Druck bereits auf 142 Kilogramm, und bücke ich mich noch beim Sitzen nach vorne, so wirken 175 Kilogramm auf die Bandscheibe. Beeindruckend sind die gemessenen Bandscheiben-Druckbelastungswerte beim Anheben von Gegenständen. Im eigenen Interesse wird man sich diese Werte wohl merken müssen, denn wer ist schon bereit, unnötige Arbeit und Belastung auf sich zu nehmen. Werden 50 Kilogramm mit abgerundetem, nach vorne geneigtem Oberkörper angehoben, so habe ich mit einer Bandscheibenbelastung von 727,8 Kilogramm zu rechnen. Hebe ich diese 50 Kilogramm jedoch mit Überlegung (nämlich nach physikalischen Gesetzen: Hebel und Weg verkürzen, Stabilisierung der Wirbelsäule, Aufrichten aus den Kniegelenken), so habe ich nur mit einer Bandscheibenbelastung von 206 Kilogramm zu rechnen.

Bandscheibenschaden

Ihre Bandscheiben bleiben gesund, wenn Sie in allen Lebenspositionen die physiologische Wirbelsäulenform erhalten. An der Lendenwirbelsäule und im Nacken ist eine Sattelung normal, während an der Brustwirbelsäule eine flache Krümmung der Wirbelsäule optimal ist. Die Wirbelsäule ist keine starre Säule, sondern ist unterteilt, mit der Absicht, die Beweglichkeit auf viele bewegliche Teile zu verteilen und dennoch in der Beweglichkeit stabil zu bleiben.
Momentane Abweichungen von der normalen Form sind selbstverständlich unschädlich, es sei denn, sie überschreiten die normalerweise vorgesehene Bewegungsmöglichkeiten (extrem flexi-

◄ **Abb. 14 Bandscheibenbelastung im Alltag.**

ble jugendliche Turnerinnen!). Die ständige Abweichung jedoch von der Normalhaltung, z. B. in bequemer Sitzposition, schädigt mit der Zeit die Bandscheiben. Bei normaler Wirbelsäulenkrümmung ist die einzelne Bandscheibe flächig belastet, der Druck verteilt sich auf die gesamte Bandscheibe. Bei krummer Körperhaltung verformt sich die Bandscheibe ähnlich wie ein Wasserbett. Der Gallertkern im Zentrum der Bandscheibe verformt sich am wenigsten, wenn Sie im Lot stehen, im Lot sitzen, sich im Lot bücken. Beim Vorwärtsbeugen verformt er sich nach rückwärts, beim Rückwärtsbeugen nach bauchwärts, beim Seitwärtsbeugen jeweils nach der gegenüberliegenden Seite.

Solange die umhüllenden schalenförmigen Knorpelschichten intakt sind, wird die Verformung des Gallertkernes der Bandscheiben nicht schaden.

Ständiges Abrunden des Rückens nach vorne bewirkt allerdings ständigen Druck auf die Vorderkante des Wirbelkörpers, der Gallertkern im Zentrum wird nach rückwärts (rückenmarkwärts) verformt.

Der Gallertkern verhält sich wie ein Zwetschgenkern, den Sie zwischen Zeigefinger und Daumenkuppe quetschen. Bei kleinen Rissen in den Knorpelschichten bohrt sich der Gallertkern einen Weg in Richtung Rückenmarkkanal. Als *Bandscheibenprotrusion* wölbt er vorerst das hintere Längsband vor, was bereits erste Schmerzen auslöst (Abb. 15). Der vordringende Gallertkern kann kammern (sequestrieren), wobei der abgetrennte Teil des Gallertkerns das hintere Längsband vorwölbt. Durchdringen die Gallertmasse die Ringknorpel, so spricht man von einem *Massenvorfall*. Dieser massive Vorfall von Bandscheibengewebe verursacht dra-

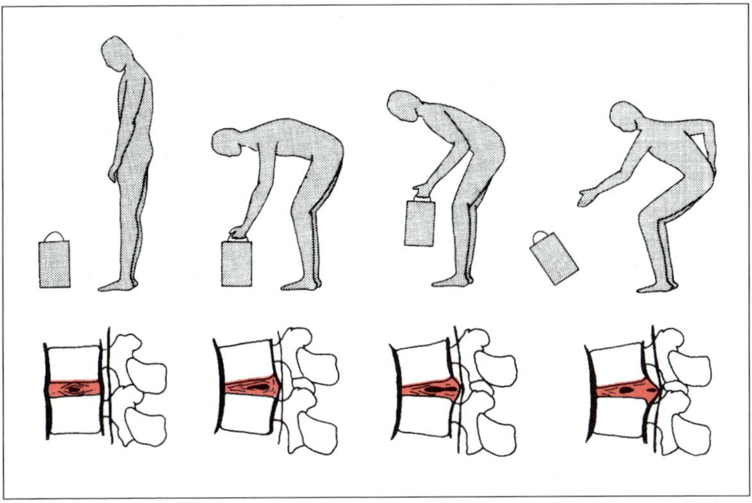

Abb. 15 Möglicher Mechanismus des Bandscheibenvorfalls (aus 9).

matische Scherzen, da er Nervengewebe quetscht und schädigt. Die unbeschreiblichen Schmerzen führen zu absoluter Bewegungsunfähigkeit.

Beim Bandscheibenmassenvorfall ist die sofortige Operation die einzig mögliche Therapie, um den gequetschten Spinalnerv zu befreien. Der sequestrierte Bandscheibenvorfall wird entsprechend der klinischen Symptomatik zumeist operiert, der Versuch der konservativen Therapie sollte jedoch nicht umgangen werden. Bei der Bandscheibenprotrusion, also bei der Vorwölbung des hinteren Längsbandes, sind operative Eingriffe nicht notwendig, bei stärkeren Beschwerden und Fortschreiten des Vordringens des Bandscheibengewebes ist allerdings die Chemonukleolyse das

Mittel der Wahl, sofern nicht konservative Maßnahmen schon zu einer erheblichen Besserung führen. Mit Hilfe der Rückenschulung soll Bandscheibenvorfällen vorgebeugt werden.

Durch Bandscheibenvorfall verursachte Krankheitsbilder

Jeder von uns kennt den Kniesehnenreflex. Wenn der Arzt mit seinem Reflexhämmerchen die Sehne unterhalb der Kniescheibe beklopft, reagiert der Streckmuskel des Oberschenkels durch Anspannung, wodurch der Unterschenkel nach vorne schnellt. Dieses Geschehen nennt man einen Reflex. Der Reflex läuft über einen Reflexbogen, der sich folgerndermaßen beschreiben läßt: Das Klopfen mit dem Hämmerchen löst eine Dehnung der Sehne aus (in diesem Fall des Kniescheibenbandes, das am Schienbein ansetzt und die Kraft des Oberschenkels an den Unterschenkel überträgt). Durch die Dehnung entsteht ein afferenter, dem Rükkenmark zueilender Nervenreiz. Dieser Nervenreizimpuls wird an der entsprechenden segmentalen Schaltstelle des Rückenmarks, wo er ankommt, eine Reflexantwort auslösen. Vom Rükkenmark kommen als Antwort Impulse zum Muskel, die diese Anspannung auslösen (Anspannung des Oberschenkelstreckmuskels, Anhebung des Unterschenkels). Ist dieser sog. Patellarsehnenreflex abgeschwächt oder fällt er ganz aus, kann dies bedeuten, daß im beweglichen Segment zwischen 3. und 4. Lendenwirbelkörper die Nervenwurzel L4 durch die umgebenden Strukturen „in die Klemme genommen wird“.
So gibt es zu jedem Wirbelsäulensegment (wir haben 23 bewegliche Segmente) eine neurologische Etagendiagnostik (beurteilt wird hier die Motorik der Muskulatur, die Sensibilität der Haut und die Reflextätigkeit der beschriebenen Reflexbögen).

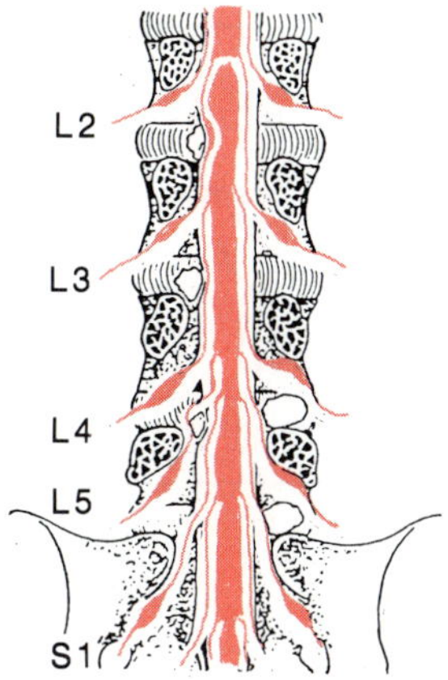

Abb. 16 Austritt der Nervenwurzel aus dem Wirbelkanal.

Bei Störungen im einzelnen Wirbelsegment - es muß nicht immer ein Bandscheibenvorfall sein - ist der jeweilige dazugehörige Kennmuskel in seinem Spannungszustand zumindest verändert. Wird der Spinalnerv des beschriebenen Segmentes durch Vorfallen des Bandscheibengewebes gequetscht, so führt dies beim akuten Geschehen zum Ausfall des Muskelreflexes, bei längerem Fortbestehen der einwirkenden Schädigung zur Atrophie, d. h. zum Schwund des vom Spinalnerv versorgten Muskels.

Lendenwirbelsäule

Recht selten sind Schädigungen der Wirbelsäulenetage L3/L4, sie machen bei der prozentualen Verteilung der Bandscheibenschäden nur etwa 1 % aus (Abb. 16). Wesentlich häufiger sind Störungen

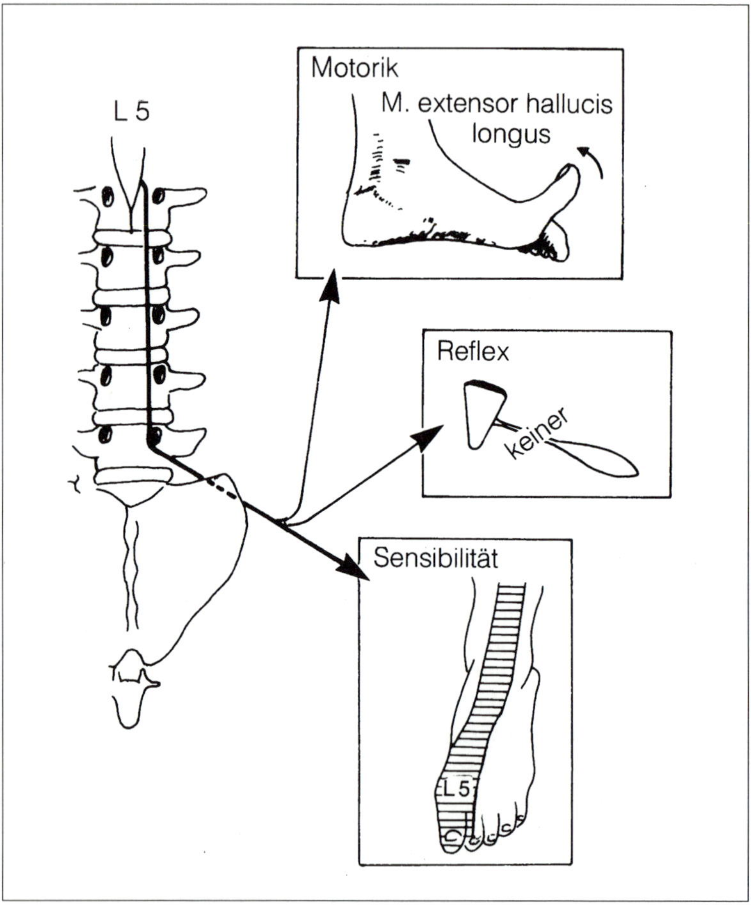

Abb. 17 Klinische Untersuchung des Rückenmarksegments L5 (aus 21).

im Bewegungssegment zwischen dem 4. und 5. Lendenwirbelkörper (etwa 43 %).
Mit über 54 % konzentriert sich jedoch damit die häufigste Schädigung der unteren Lendenwirbelsäule auf das Bewegungssegment zwischen dem 5. Lendenwirbelkörper und dem Kreuzbein. Kann der Betroffene beim Versuch, auf den Fersen zu gehen, den Vorfuß auf der betroffenen Seite nicht mehr anheben, so ist anzunehmen, daß jetzt die Nervenwurzel L5 bedrängt bis gequetscht wird (Abb. 17). Ist er nicht mehr fähig, auf den Zehenspitzen zu gehen, sich also mit der Ferse beim Gang abzuheben, dann ist es die Nervenwurzel S1, die durch das verlagerte Bandscheibengewebe verletzt wird (Abb. 18). Wird einer der beiden Nerven „in die Klemme" genommen, so ist an ein normales Vorbücken gar nicht mehr zu denken, auch das gestreckte Bein kann nicht mehr als 30 Grad von der Unterlage abgehoben werden. Die Empfindungstörungen machen sich beim Schaden L5 an der Unterschenkelaußenseite über den Fußrist an der Großzehe bemerkbar, bei Schädigung im Bereich S1 an der Ferse und an der Fußaußenkante.
Bei all den genannten Segmentstörungen gibt es im Ausmaß der Schädigungen fließende Übergänge, dementsprechend ist die Symptomatik nicht immer eindeutig. Nervenwurzelreiz und Pseudonervenwurzelreizung lassen sich häufig nicht absolut sicher voneinander abgrenzen. Der Fall *Augenthaler* (Spieler des FC Bayern) zeigt uns, wie schwierig ein Bandscheibenvorfall identifizierbar sein kann. Herr *Augenthaler* hatte immer wiederkehrende Verletzungen am Oberschenkel (Muskelzerrung, Riß, Dehnung usw.). Als Ursache diese Verletzungen entpuppte sich schließlich eine Kompression einer lumbalen Nervenwurzel, die anhaltend und wiederkehrend den Muskelspannungszustand des Oberschenkelstreckmuskels veränderte. Der Fußballprofi *Augenthaler* mußte an der Bandscheibe operiert werden. Logische Konsequenz: Bei

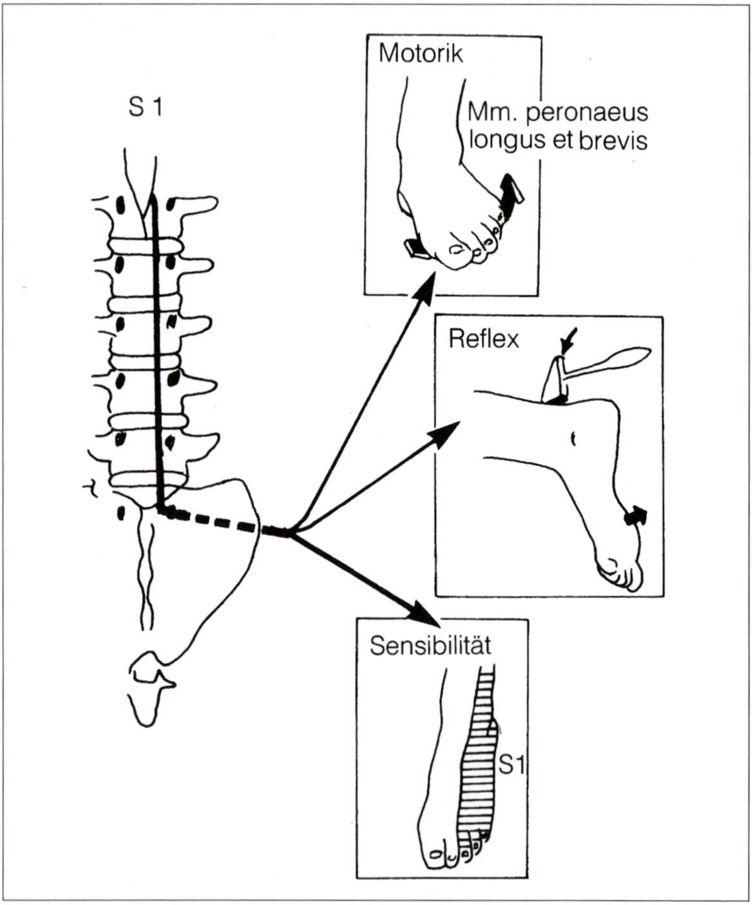

Abb. 18 Klinische Untersuchung des Rückenmarksegments S1 (aus 21).

Neigung zu Muskelverletzungen, Verkrampfungen und Muskelschwäche nicht nur im betroffenen Muskel nach der Ursache suchen, sondern an der „Schaltstelle“ Wirbelsäulensegment. Dementsprechend ist nicht nur der betroffene Muskel, sonden auch die Wirbelsäule zu behandeln.

Halswirbelsäule

Im Bereich der Halswirbelsäule spielen Bandscheibenschäden nicht die Rolle wie an der Lendenwirbelsäule. Am häufigsten sind wohl die Bewegungssegmente zwischen 5. und 6. sowie zwischen 6. und 7. Halswirbelkörper betroffen. Schmerzen in den zum geschädigten Bewegungssegment der Wirbelsäule gehörenden Muskelketten und Schwund vor allem der Finger- und Handmuskeln sind zu beobachten.

Wirbelgelenke (Wirbelbogengelenke)

Anatomie, Funktion, Belastung, Schaden

Durch die Wirbelgelenke werden die Bewegungen der Wirbelsäule geführt und in bestimmten Richtungen eingeengt. Die Wirbelgelenke zeigen in den 3 Abschnitten der Wirbelsäule charakteristische Baueigentümlichkeiten bezüglich der Stellung und Krümmung der Wirbelgelenkflächen (Abb. 19). Bei den Halswirbeln, die ausgiebige Bewegung nach fast allen Seiten gestatten, sind die Gelenkflächen plan und um 45 Grad gegen die Horizontale von vorn oben nach hinten unten geneigt. Bei den Brustwirbeln sind die planen Gelenkflächen fast frontal gestellt; dies resultiert daraus, daß eine Zwischenbewegung zwischen Rotation und Seiten-

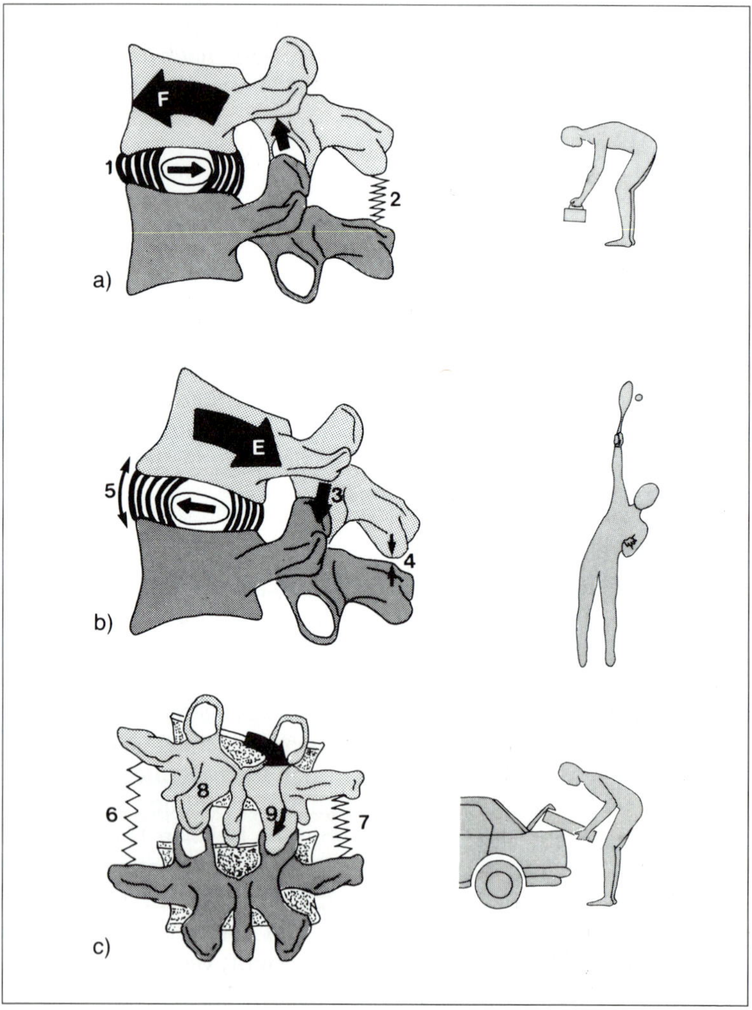
F
1
2
a)
E
5
3
4
b)
8
9
6
7
c)

neigung stattfindet. Im Bereich der Lendenwirbelsäule stehen die Wirbelgelenkflächen so, daß nur die Beugung und Streckung möglich ist, die Drehung ist beinahe ganz gehemmt.
Mechanisch gesehen sind die Wirbelgelenke Teil eines Bewegungssegmentes, der kleinsten funktionellen Einheit der Wirbelsäule.

Die Wirbelgelenke stehen in der sogenannten Mittelstellung, wenn sich ihre Gelenkflächen exakt gegenüberstehen. Bei Abweichungen aus der Mittelstellung verändern sich die Positionen der Gelenklächen zueinander. Beinlängendifferenz, Bewegungseinschränkung der großen Extremitätengelenke, Beckenasymmetrien, Skoliosen der Wirbelsäule, Tonusänderungen der Rumpf- und Extremitätenmuskulatur, berufliche Überlastung und Fehlhaltung können Störung des einzelnen Wirbelsäulengelenkes bewirken. Das gestörte „joint play“ (Gelenkspiel) hat Folgen!
Jedes Gelenk nutzt dann schneller ab, wenn es falsch, übermäßig oder zuwenig belastet wird. Jedes Gelenk lebt mit der Bewegung,

◄

Abb. 19 Bewegungsrichtungen der Wirbelgelenke (mod. nach *Kapandji*):
a) Wirbelsäulensegment beim Vorwärtsbeugen: Bandscheibendruck erhöht sich ventral (1), Begrenzung des Bewegungsausmaßes durch Straffung des Interspinalbandes (2); F = Flexion
b) Bewegungssegment beim Rückwärtsneigen: Wirbelgelenke „tauchen“ ein (3), Bewegungsbegrenzung durch Dornfortsätze (4) und Straffung des vorderen Längsbandes (5); E = Extension
c) Bewegungssegment bei Vorwärts-seit-Neigung: Vorübergehende Destabilisierung des Bewegungssegmentes durch komplexe Bewegung, deshalb nicht zu jedem Zeitpunkt ausreichend sichernde Bandführung (6–9). Beim Aufrichten ohne reguläre muskuläre Gelenkführung blockiert (blockieren) das (die) Wirbelgelenk(e). Muskuläre Reflexmechanismen führen zum „Hexenschuß“.

„stirbt" ohne den nötigen Bewegungsreiz. Die Wirbelgelenke, die die Verzahnung der Wirbelkörper untereinander übernehmen (jeweils zwei Gelenke nach oben und zwei Gelenke nach unten) verbinden den Wirbelkörper mit dem darüber und darunter liegenden. Schon durch die Körperform des einzelnen bedingt, werden Wirbelgelenke besonders im unteren Abschnitt der Lendenwirbelsäule mehr oder weniger belastet, beim Hohlkreuz mehr, beim Flachrücken mechanisch weniger. Deshalb werden beim „Bierbauch" in allererster Linie die Wirbelgelenke strapaziert. Auch bei bestimmten Berufsgruppen, wie Anstreichern, oder solchen, die sehr viel über Kopf arbeiten, werden haltungsbedingte Wirbelgelenke vermehrt beansprucht. Bei der Degeneration der Bandscheibe durch Verlust des Wasserbindungsvermögens und durch den damit verbundenen Höhenverlust kommt es zu einer Instabilität des Bewegungssegmentes. Verschiebungen der Wirbelkörper gegeneinander sowie Rotationen benachbarter Wirbelkörper belasten die Gelenkmechanik dieser Wirbelgelenke.

Jedes dieser Gelenke ist ein hochsensibles „Gerät", welches sich, wenn es falsch benutzt wird, deutlich mit Schmerzen zur Wehr setzt. Sogenannte Facettensyndrome machen vielerlei Irritationsbeschwerden, die in die Extremitäten ausstrahlen und mit Nervenwurzelschmerzen gelegentlich zu verwechseln sind. Das gestörte Gelenkspiel eines Wirbelgelenkes macht jedoch keine motorischen Nervenausfälle. Spondylarthrosen (Abnutzungserscheinungen dieser Wirbelgelenke) erkennt man an der Halswirbelsäule zumeist in den Segmenten C5/C6 als Randwülste, in dem sehr häufig gelockerten Bandscheibensegment LWK4/5 als Randzacke mit nicht selten papageienschnabelartiger Ausprägung. Man sollte sich jedoch an dem Röntgenbefund Spondylose „nicht aufhängen" und diese Reparaturmaßnahme der Natur fälschlicherweise als Schmerzquelle deuten. Bei dem durch Osteochondrose (Verlust des Bandscheibenknorpels an Wasserbindungsfähigkeit) gelokkerten Bewegungssegment werden es eher die Wirbelgelenke und deren Gelenkkapseln sein, die zu allen denkbaren Schmerzen und Muskelverspannungen führen. Nicht selten läßt sich durch eine Probetherapie, nämlich durch eine örtliche Betäubung, die Diagnose erhärten.

Bewegungssegment (nach Junghanns)

Anatomie, Funktion

Die Bänder stellen die passive Führung der gelenkigen Verbindungen dar. Sie begrenzen die Bewegungsmöglichkeit der Wirbelgelenke elastisch, sie stabilisieren über die Bandscheibe hinweg die Reihe der Wirbelkörper und bringen somit die elastische Flexibilität der Säule zustande. Das Bewegungssegment nach *Junghanns*, das aus 2 Wirbelgelenken, der Bandscheibe, dem zugehörigen Bandapparat und den Muskeln besteht, reagiert als eine Funktionseinheit (Abb. 20). Es kann kein Teil des Bewegungssegmentes für sich allein ohne Auswirkung auf die anderen Teile erkranken. So können Wirbelgelenkblockierungen, degenerative Veränderungen an Bandscheiben, Bandinsuffizienz und muskuläre Störungen Folge oder Ursache voneinander sein. Viel häufiger als angenommen sind Rücken- und Kreuzschmerzen nicht bandscheibenbedingt, sondern ausgelöst durch eine Störung des jeweiligen Bewegungssegmentes, dessen Gewebetoleranz durch Fehlbelastung, Überlastung oder Bewegungsmangel überschritten wird. Das Bewegungssegment insgesamt ist mit einer Unzahl von Fühlern und Schadensmeldern ausgestattet und gesichert. Jede Änderung der Körperhaltung wird dort von diesen Meßfühlern registriert, die Meßwerte verarbeitet. Über efferente, vom Rük-

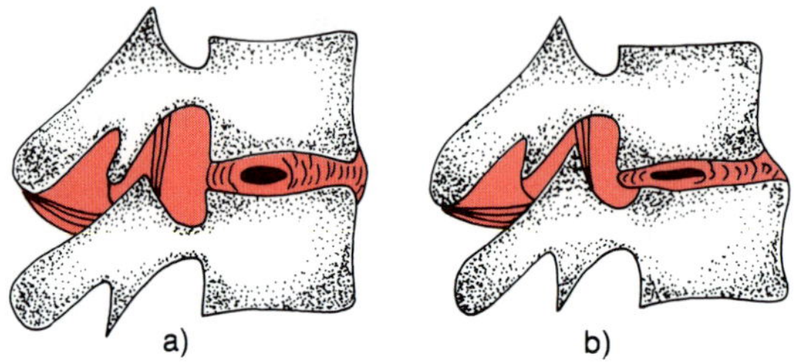

Abb. 20 Bewegungssegment nach *Junghanns:* a) anatomisch, b) funktionell-anatomisch.

kenmark zum Muskel ziehende Impulse erfolgt die Gegenregulation. Über die arthromuskulären Reflexe werden die Haltemuskeln der Stützmotorik der Wirbelsäule nach einem vorgegebenen festen Sollwert geregelt. Spannungsänderungen in den Gelenkkapseln, auch Manipulationen an der Wirbelsäule oder Traktionsbehandlung aktivieren den Impulsstrom. Die Nozizeptoren (die Schadensmelder) werden durch größere Beanspruchung der Gelenkkapsel, wie Wirbelgelenkblockierung, Verletzungen, Reizzustände oder Entzündungen, erregt. Die Störung eines Wirbelgelenkes und damit des gesamten Bewegungssegmentes wirkt sich auf den Spannungszustand der Wirbelsäulenmuskulatur, die oberflächliche Rumpfmuskulatur und die Extremitätenmuskulatur, auf das Hautsegment, das Gefäßsystem und innere Organe aus. Der mechanische Funktionskreis des Bewegungssegmentes ist mit einem nervös-reflektorischen Regelkreis gekoppelt. Die nervösreflektorischen Verbindungen des Wirbelgelenkes zum Hautseg-

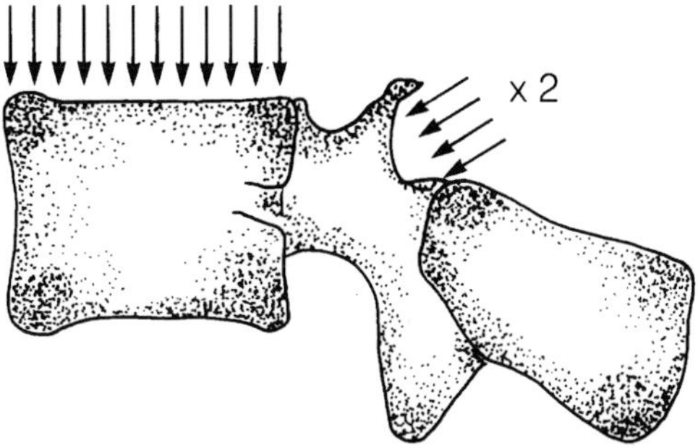

Abb. 21 Segmentale „Unterstützungsfläche" in der Lendenwirbelsäule: Medianschnitt eines Lendenwirbels, Spannungsverteilung im Idealfall (aus 48).

ment, Muskelsegment, zentralen Nervensystem und Gefäßsystem wie zu inneren Organen eröffnen sich. Daraus ergibt sich, daß uns Veränderungen an der Haut oder Verhärtungen von Muskeln die Störungen im Bewegungssegment der Wirbelsäule peripher ankündigen.
Die durch Verquellung der Gewebe und lokale Zirkulationsstörungen entstandene zentrale Irritationszone (Bewegungssegment) teilt sich ihrer „peripheren Verwandtschaft" mit!

Biomechanik

Konsequenzen für die Belastbarkeit der Wirbelsäule beim Stehen, Sitzen, Bücken, Heben und Tragen: Im aufrechten Stand verteilen die Bandscheiben im Idealfall den Vertikaldruck auf die gesamte, den darunterliegenden Wirbelkörper abdeckende Endplatte des Wirbelkörpers (Abb. 21). Die Wirbelgelenke nehmen aufgrund

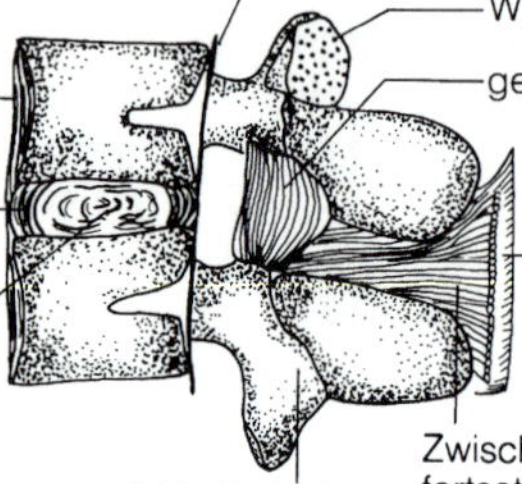

Abb. 22 Lumbales Bewegungssegment (aus 48).

der Einstellung ihrer Gelenkflächen den Ventralschub auf, verhindern also, daß ein Wirbel über den anderen abgleitet (Abb. 22). Die wie Bauklötze aufeinandergeschichteten Wirbelkörper werden zudem durch den passiven Bandapparat und durch die aktive Muskulatur „in Form“ gehalten. Das sogenannte vordere Längsband, das an der Vorderseite der Wirbelkörper die einzelnen Wirbel miteinander verbindet und die Bandscheibenzwischenräume überbrückt, umfaßt im Lendenbereich die „Säule“ wie Unterarm und geöffnete Hand, die verhindern, daß die Säule der aufeinandergestellten Wirbelkörper nach vorne bzw. in sich zusammenfällt. Dieser zugfeste Sehnenschlauch verleiht guten Halt.

Das sogenannte hintere Längsband verbindet jedes Segment mit dem darüber- und darunterliegenden. Durch seine rautenförmigen Ausziehungen ermöglicht dieses Band eine gewisse Elastizität, die

eben zum Vorwärtsneigen der Wirbelsäule erforderlich ist. Die Stabilität der Wirbelsäule bleibt hier trotz Flexibilität erhalten. Außer dem vorderen und hinteren Längsband wird das bewegliche Segment durch weitere Bänder „raffiniert“ gesichert. Die zwischen den Dornfortsätzen zweier gegenüberliegender Wirbelkörper liegenden Bänder verlaufen von hinten oben nach vorne unten und bremsen am Ende der physiologischen Bewegung passiv das Abgleiten „Vorwärtsgleiten“ des jeweils darüberliegenden Wirbelkörpers. Dieses Band ist ziemlich straff und wenig nachgiebig und ist mit einer Sehnenplatte verbunden, die über die Dornfortsätze der Wirbelsäule hinweg verläuft. Als einzig wirklich elastisches Band begrenzt das sogenannte gelbe Band die Funktion des jeweiligen Wirbelgelenkes. Straffe und elastische Bänder sichern also gemeinsam mit den Muskeln die aktive Beweglichkeit des Segmentes.
Für unsere Rückenschule sind die Kräfte relevant, die auf das Bewegungssegment einwirken. Biomechanisch gesehen ist die Lage des jeweiligen Drehpunktes, die Lage und der Verlauf der resultierenden Druckkraft (Resultierende) bedeutsam (Abb. 23). Am günstigsten für das Bewegungssegment ist es, wenn die Resultierende innerhalb des Bewegungssegmentes weitgehend zentral zu liegen kommt. Verlagert sich die Resultierende randwärts am Wirbelkörper und im Bewegungssegment, treten ungünstige Belastungsverhältnisse auf.

Zur Verdeutlichung der biomechanischen Verhältnisse wäre hier eine kurze Wiederholung der physikalischen Hebelgesetze vonnöten. Am besten lassen sich die Hebelgesetze an praktischen Beispielen demonstrieren. Nehmen wir an, Sie wollen einkaufen: Bei der axialen Belastung des Bewegungssegmentes entsteht eine Lagerkraft, die sich aus der Summe der beiden Gewichte und dem Gewicht des Oberkörpers zusammensetzt (Abb. 24).

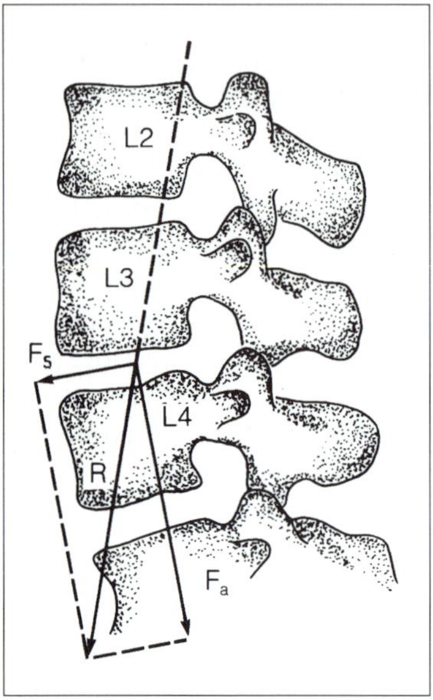

Abb. 23 Schematische Darstellung der Resultierenden im Bewegungssegment L3/L4. R = Resultierende, F_s = nach ventral gerichtete Schubkraft, F_a = in axialer Richtung wirkende Druckkraft (aus 48).

Trage ich das gesamte Gewicht einseitig – angenommen der Drehpunkt bleibt im Zentrum des betrachteten Bewegungssegmentes – muß zur Aufrechterhaltung des Gleichgewichtes die notwendige Gegenkraft doppelt so groß sein wie die zu tragende Last. Die Gegenseite besitzt einen halb so großen Hebelarm.

Das Bewegungssegment L5/S1 (zwischen dem 5. Lendenwirbelkörper und dem Kreuzbein = zwischen Wirbelsäule und Verankerung im Becken) ist biomechanisch gesehen einem besonders hohen Beanspruchungsrisiko ausgesetzt. Dieses Segment liegt nämlich an der Grenze zwischen der beweglichen segmentierten Wirbelkette und dem starren Kreuzbein, das zwischen den beiden

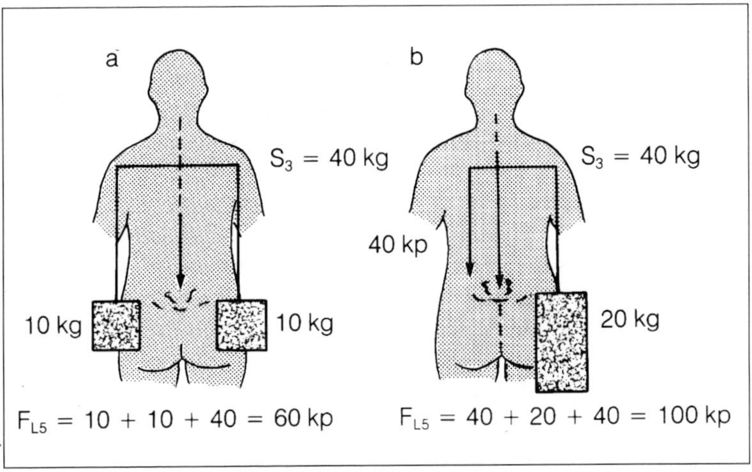

Abb. 24 Lagerkraft in der unteren Lendenwirbelsäule beim Tragen einer Last: das darüber hinaus in beiden Fällen wirkende Gewicht des Oberkörpers (S_3) ist mit 40 kg angenommen. a = Verteilung der Last auf 2 × 10 kg mit gleichlangen Hebelarmen, b = einseitiges Tragen einer Last von 20 kg. Die Hebelarme verhalten sich nun im Verhältnis 2 : 1

Beckenschaufeln liegt. Schon beim normalen Stand ist die Ebene des Bandscheibenkörpers des 1. Kreuzbeinwirbels schräg gestellt, also nach vorne abschüssig. Wegen der „Abrutschgefahr" wird der 5. Lendenwirbelkörper durch 2 kräftige Haltebänder, die von den Beckenkämmen zu den Querfortsätzen dieses Wirbelkörpers verlaufen, gehalten. Diese beiden Bänder verhindern im wesentlichen, daß zu starke Scherkräfte an dieser gefährdeten Bandscheibe entstehen. Damit das untere Kreuz den geforderten Belastungen beim Stehen, Sitzen, Bücken, Heben und Tragen standhält, hat sich die Natur besondere technische „Tricks" ausgedacht: Ohne die muskuläre Kraft der Bauchmuskeln sowie der Rückenstreckmuskeln wäre das Bewegungssegment L5/S1 wirklich gefährdet abzurutschen. Zumindest würden ohne diese Haltemuskeln die sperrenden Wirbelgelenke enorm schnell aufgearbeitet (bei ständigem Hohlkreuz leiden die beiden Wirbelgelenke schon mehr als die Bandscheibe).

Eine konstruktive Ausgestaltung der Verspannungsmuskulatur setzt nämlich die mechanische Belastung des lumbalen Bandscheibenknorpels entscheidend herab: die Bauchblase. Wenn sich ein Mann beispielsweise aus dem Stand heraus nach vorne beugt und ein Gewicht von 90,7 kg beidarmig frei in Kniehöhe hält, beträgt die theoretisch errechnete Drucklast, die im rechten Winkel zur Bodenplatte der Bandscheibe L5/S1 drückt, 939,4 kg.
Wenn dieser Gewichtheber jedoch die Stimmritze schließt, sein Zwerchfell in maximal mögliche Einatmungsstellung bringt, seine Beckenbodenmuskulatur anspannt, so bewirkt dies eine Druckerhöhung im Bauchraum. Die Erhöhung des Bauchhöhleninnendrucks vermindert die anfänglich mit 939,4 kg berechnete Drucklast auf 672,7 kg (*Morris* und andere).
Der Rückenstreckmuskel seinerseits stabilisiert die Wirbelkette zusätzlich. Die Muskelmasse des Aufrichtemuskels liegt nämlich in einem köcherförmig langgestreckten Faszienhohlraum, der nach unten hin spitz zuläuft. Wenn die Muskelmasse in diesem Köcher sich maximal anspannt – sofern ausreichend vorhanden – dehnt sie sich aus und bildet hiermit einen prall elastischen Muskelschlauch. Dieser prall elastische Muskelschlauch – vergleichbar mit einem prall aufgeblasenen Luftballon – läßt sich kaum knicken und stabilisiert die beweglichen Wirbelsegmente hervorragend.
Wenn man schwere Lasten heben muß und sich dabei keinen Schaden zuziehen will, muß man auch die Störanfälligkeit dieses Systems kennen. Zu wenig Rückenmuskeln stabilisieren zu we-

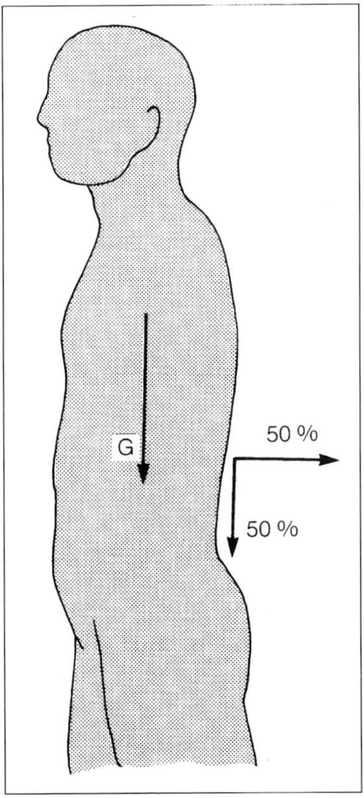

Abb. 25 Verhalten der Wirbelsäule bei der Stoßdämpfung: je etwa die Hälfte eines Stoßes (8 g) wird über axiale Stauchung oder über dorsale Ausbiegung gedämpft.

nig. Zu schwache Bauchmuskeln halten von „vorne" zu wenig dagegen, anzuheben ohne vorher die Muskeln auf Maximalspannung zu bringen ist sträflicher Leichtsinn; am besten hält man während des Hebens die Luft an. Die Berücksichtigung der Hebelkräfte (Last an den Körper heranziehen, in die Knie gehen, um den Weg zu verkürzen) sind Selbstverständlichkeit (Vorbild Gewichtheber).

Je älter das einzelne Bewegungssegment ist, um so vorsichtiger ist damit biomechanisch umzugehen. Durch Verlust der Wasserbindungsfähigkeit und damit durch Verlust des Quelldruckes der Bandscheibe werden die Bänder locker, die Einzelbewegungen im Segment laufen nicht mehr harmonisch ab. Wenn in diesem Zustand nicht wirklich ausreichende Muskelkräfte vorhanden sind, „rutscht" das locker gewordene Bewegungssegment so lange, bis die Bänder den Rutschvorgang in der Endphase ruckartig auffangen.

Nach Erkenntnissen von Prof. *Putz* ist es biomechanisch sinnvoller, nicht in zu starker Lordose der Lendenwirbelsäule zu heben (Abb. 25). Er beschreibt: Bandscheiben und Wirbelkörper dämpfen gemeinsam etwa 50 % der Stoßenergie bei aufrechter Haltung. Der zweite Dämpfungsmechanismus besteht in der Ausbiegung der Wirbelsäule nach hinten. Er übernimmt ebenfalls 50 % der gesamten Dämpfung und erreicht einen um so größeren Anteil, je mehr die Wirbelsäule nach vorne gebeugt ist.

Durch Anspannen der Bauchmuskeln (Bauchpresse) richtet sich die Lendenwirbelsäule aus der Sattelung (Lordose) auf, hierdurch wird der sehnige Muskelköcher des Rückenstreckers gespannt. Im Muskelköcher des Rückenstreckers dehnt sich die sich anpassende Muskelmasse aus und bewirkt durch diese Druckerhöhung die Bildung eines prall elastischen Muskelschlauches, der mechanisch gewissermaßen als Federzug wirken kann. Prof. *Putz* meint, daß deshalb auch unspezifisches Rückentraining Rückenschmerzen verschiedenster Ursachen lindern kann.

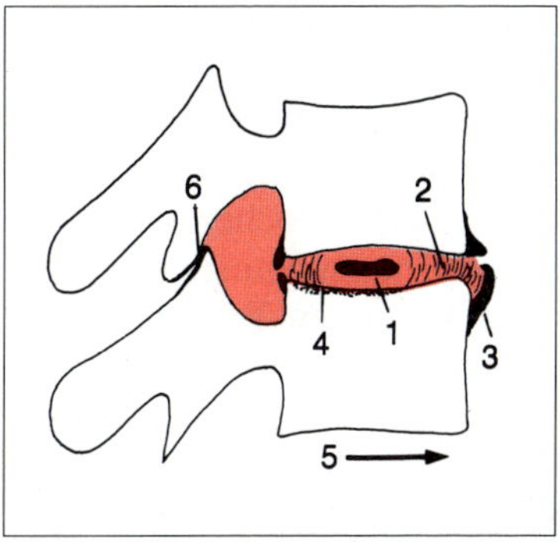

Abb. 26 Bewegungssegment (Pathologie): 1 = Degeneration des Nucleus pulposus (Verlust der prallen Elastizität des Gallertkerns),
2 = Degeneration des schalenförmigen Ringknorpels der Bandscheibe,
3 = Reaktive Spondylose (knöcherne Unter-/Ummauerung des lockerwerdenden Bewegungssegmentes),
4 = Osteochondrose (Veränderung der Deckplatte des Wirbelkörpers und damit Verschlechterung der Bandscheibenernährung durch Diffusion),
5 = Segmentlockerung (Segmentverschiebung),
6 = Spondylarthrose (Abnutzung/Degeneration der beiden Wirbelgelenke des Bewegungssegmentes.

Durch Funktionsstörungen und/oder Verschleiß des Bewegungssegmentes verursachte typische Krankheitsbilder

Verspannte Muskeln verursachen am häufigsten Beschwerden am Bewegungsapparat. Diese muskulären Schmerzzustände am Rükken, im Nacken, im Schultergürtel, in den Armen, in der Lende, in den Beinen, auch Nacken-Stirn-Kopfschmerzen wurden in der 30er und 50er Jahren vorwiegend auf Herdinfektionen zurückgeführt (entzündete Mandeln, eitrige Zahnwurzeln usw.). Anfang der 50er Jahre wurden diese Beschwerden immer mehr mit Nervenwurzeln in Beziehung gebracht, der vermeintlich „eingeklemmte“ Nerv, eingeengt durch die vorquellende Bandscheibe und durch die Ummauerung der Nervenaustrittslöcher, sollte den Schmerz auslösen (Abb. 26). Intensive Untersuchungen konnten zeigen, daß schon die Einnahme der krummen Rückenhaltung Schmerzen am Bewegungsapparat, vor allem an der Wirbelsäule, auszulösen vermag (Pseudowurzelreiz, Abb. 27). Allein die Korrektur der krummen Rückenstellung hin zur aufrechten Körperhaltung konnte zeigen, daß die geklagten Schmerzen wieder verschwanden. Nachdem man also nachweisen konnte, daß nicht unbedingt organische Veränderungen an Bandscheiben oder Quetschungen von Nerven derartige Beschwerden auslösen konnten, ordnete man diese Beschwerden unter der Bezeichnung Funktionskrankheiten ein. Den Zustand der veränderten Muskulatur bezeichnet man heute als Tendomyose (akute oder chronische funktionelle Muskelstörung ohne faßbares Substrat). Tendomyotische Muskeln sind druckschmerzhaft, besonders bei Zug oder Zusammenziehen des Muskels. Ihre Leistung nimmt durch rasche Ermüdbarkeit ab, die Ermüdung verstärkt die Schmerzen. Im Muskel kann man strangförmige Verhärtungszonen tasten.

Andererseits hat man festgestellt, daß der Bewegungsapparat durch gewisse zentralnervöse Mechanismen vor Überlastung geschützt wird.

Unter normalen Bedingungen (Normalhaltung) wird die Muskeltätigkeit der Haltemuskulatur durch Fühler in den Geweben (Muskulatur, Bänder, Sehnen, Gelenkkapseln, Haut) reguliert. Unter krankhaften Bedingungen (Fehlhaltung) paßt sich dieses Regelsystem der Situation an und versucht die Gewebe, die von einer

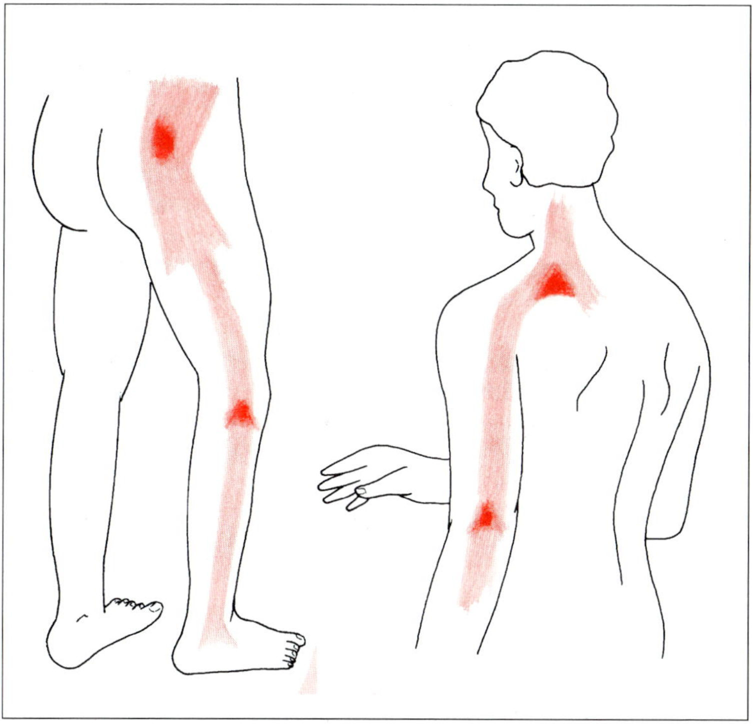

Abb. 27 Pseudowurzelreiz.

Schädigung bedroht sind, zu schonen. Dies geschieht auf folgende Weise: Diese Muskeln, die den von der Schädigung bedrohten oder betroffenen Bereich beeinträchtigen würden, werden schlaff und kraftlos, die andern Muskeln, die der Schonung dienen, müssen gewissermaßen die „heißen Kohlen“ aus dem Feuer holen und verkrampfen durch die ständige Anspannung vermehrt. Den muskulären Reflexspielen schalten sich auch noch vegetative Reflexmechanismen zu, welche in dem betroffenen Bereich zusätzlich zur Muskelverspannung z. B. die Durchblutung der Haut nachteilig verändern, die Unterhaut verquellen lassen und somit Oberflächenschmerzen rheumatischer Art erzeugen. Die Störungen bleiben oft segmental und stumm, können jedoch jederzeit aus ihrem „Dornröschenschlaf" durch eine Aufregung oder auch durch eine falsche Bewegung aktiviert werden. Die Verspannung greift dann auf andere Segmente über, dies kann soweit führen, daß der gesamte Rücken bretthart wird.

Die sogenannte Alarmstufe 1, die Fehlfunktion eines Bewegungssegmentes an der Wirbelsäule, wird zumeist in den „Wind geschlagen". Ohne weitere Vorwarnung tritt der Hexenschuß ein.

Muskulatur des Rumpfes

Die Muskeln stellen die verstellbaren Halteseile der Wirbelsäule dar, werden deshalb immer wieder verglichen mit Spannseilen eines Segelmastes. Um das Gleichgewicht zu wahren, gibt es Agonisten und Antagonisten, jeweils gegeneinander arbeitende Muskeln (Abb. 28).

Motorik

Die tiefer gelegenen Muskeln der Wirbelsäule dienen der Stützung der Wirbelsäule und somit der Haltung (Abb. 29). Diese Muskeln überbrücken zum größten Teil kurze Strecken, werden auch teilweise noch aus einem Nervensegment her innerviert. Zu diesen Muskeln gehören die kleinen Rotatorenmuskeln und viele andere, die die intensive Verstrebung der Dornfortsätze, der Querfortsätze der Wirbelgelenke übernehmen.

Je weiter die Muskulatur vom Rumpf weg ist, um so mehr Wirbelsäulensegmente werden übersprungen. Je weiter weg vom Rumpf diese Muskeln sind, um so mehr dienen sie der Dynamik, weniger der Statik. Die ganz an der Oberfläche liegenden Muskeln bewerkstelligen die Verbindung zu Armen und Beinen. Von den Rückenmarkssegmenten aus werden die Muskeln über Nervenfasern versorgt. Wird die Nervenleitung zu dem entsprechenden Kennmuskel des Nervs gestört, so verkümmert dieser Muskel und verschwindet.

Nerv und Muskel

Der Nerv wirkt wie eine „Nahrungspipeline". Jeder Muskel kann sich verkürzen und dadurch, daß er über Gelenke hinweg verläuft, kann er Gelenke bewegen. Jeder Muskel kann gedehnt werden, nach einer Dehnung kann er sich z. B. wesentlich besser und wirkungsvoller verkürzen. Jeder Muskel hat nach seiner Anspannungsphase seine Entspannungsphase, in der er sich besonders gut dehnen läßt.

Muskelarbeit

Die Muskulatur wird nur gut durchblutet durch Anspannung und Entspannung (dynamische Muskelarbeit). Sie ermüdet wesentlich schneller bei isometrischer Arbeit (Muskelanspannung ohne Verkürzung), da hierdurch die Durchblutung des Muskels gedrosselt wird (Maßkrug-Stemmer).

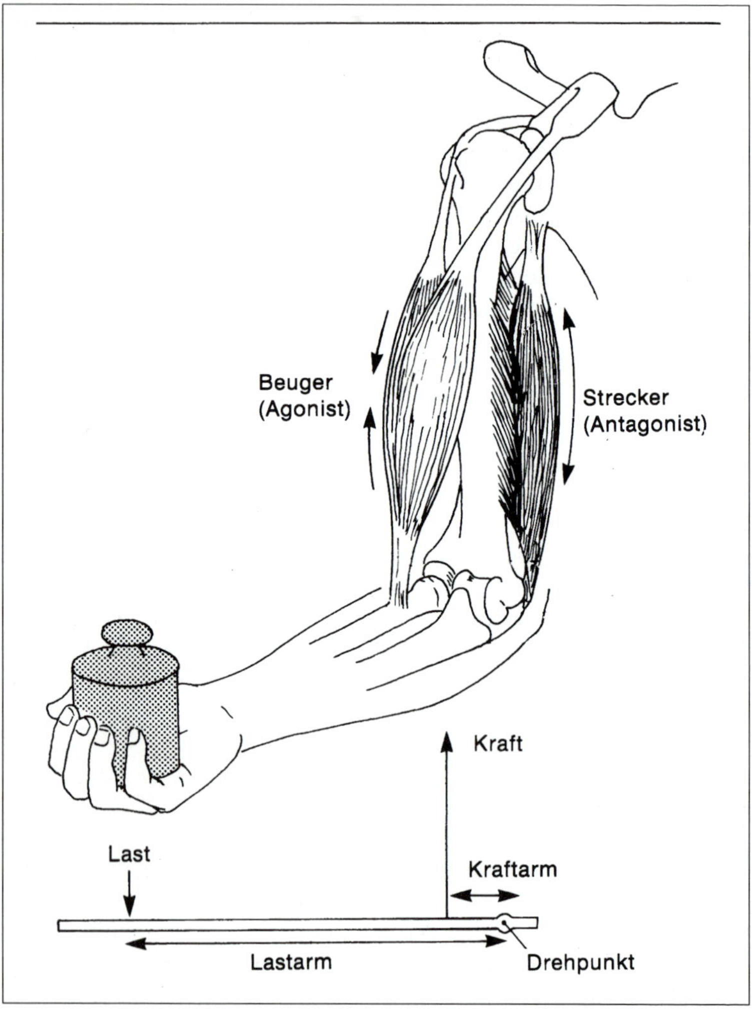
Beuger
(Agonist)
Strecker
(Antagonist)
Kraft
Last
Kraftarm
Lastarm
Drehpunkt

Training, Inaktivität

Jeder Muskel ist trainierbar, und zwar auf Schnelligkeit, Ausdauer oder Haltefähigkeit, der Umfang ist nicht entscheidend für die Muskelleistung (Bodybuilder). Der Muskel schwindet sehr schnell, wenn er nicht benutzt wird (Gipsverbandinaktivität). Die Rückenmuskulatur und die gesamte Rumpfmuskulatur sind gleichzeitig Schutz für das Skelett und die Eingeweide (Cassius Clay!).

Muskelpflege

Die Muskelbalance, die ausgeglichene Muskelentwicklung am Rumpf, ist Gewährleistung für den gesunden leistungsfähigen Rücken. Die schlaffen Bauchmuskeln des Sitzbauches geben der Wirbelsäule keinen Halt und somit keine Aufrichtemöglichkeit. Die Bauchmuskeln haben zu der Wirbelsäule einen weit größeren Hebelarm als die Rückenmuskeln selbst. Durch andauernd nach vorne hängende Schultern verkürzen sich die Brustmuskeln, der Rücken krümmt sich. Wenn man sich lange genug hängen läßt, verkümmern die aufrichtenden Muskeln des Schultergürtels. Die Muskulatur des Rückens reagiert als ein Muskelsystem. Fehlspannungen im Nacken bewirken Fehlspannungen im Bereich der gesamten übrigen Wirbelsäule. Ein Beckenschiefstand stört die Muskelfunktion des gesamten Rückens, Plattfüße können so

◄

Abb. 28 Erinnerung Hebelgesetz (z. B. Unterarm als einarmiger Hebel): Wird durch die Kraft (P) des M. biceps ein in der Hand liegendes Gewicht (G) gehalten, so herrscht an dem Hebel Gleichgewicht (Kraft × Kraftarm L_2 = Last × Lastarm L_1).

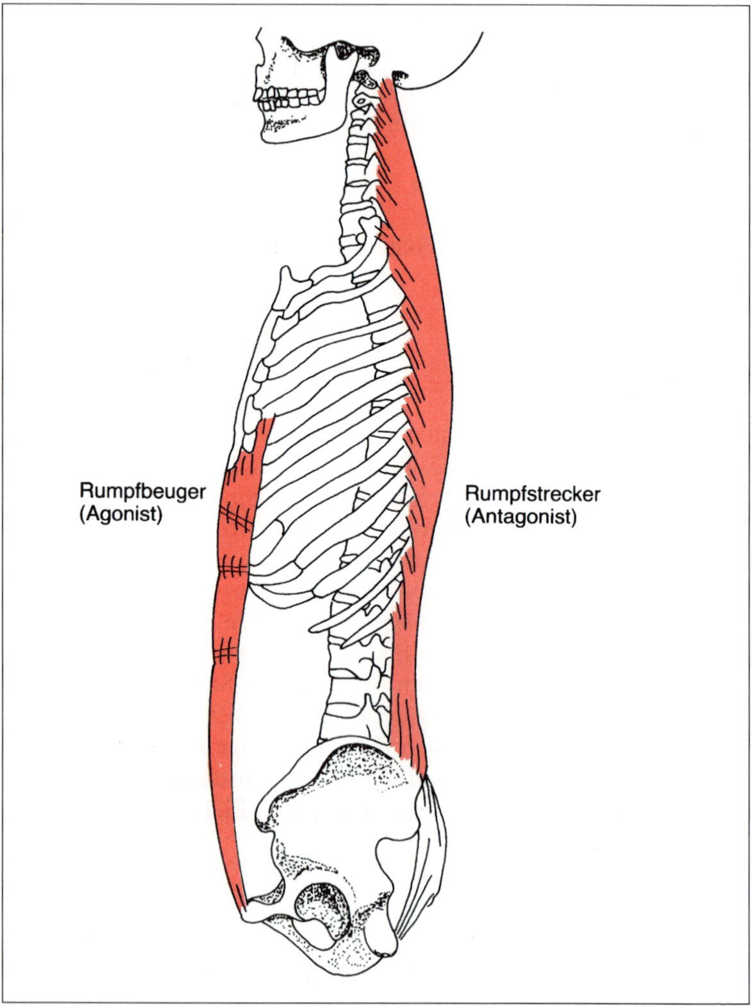
Rumpfbeuger
(Agonist)
Rumpfstrecker
(Antagonist)

Kopfschmerzen auslösen. Muskeln sind dazu da, den Körper zu bewegen! Der leistungsfähige Muskel braucht Muskelpflege. Wärme, Zugluft, Kälte, Bewegungsmonotonie, Überlastung, Unterforderung machen den Muskel krank und schmerzhaft. Der schlecht behandelte Muskel wehrt sich durch den Schmerz, der Schmerz ist dumpf, reizend, wetterabhängig, heftig, zermürbend, ermüdend. Etwa 432 Muskeln an unserem Körper wollen bewegt sein und werden zum Teil sträflich vernachlässigt.

Muskelverspannungen verursachen Minderdurchblutung der Muskulatur selbst, Sauerstoffmangel und Ansäuerung des Muskels lösen Schmerz aus. Der Schmerz seinerseits unterhält bzw. verstärkt die Muskelverspannung. Dieser Teufelskreis kann nur durch Haltungs- und Verhaltensänderungen entscheidend und bleibend verbessert werden. Physikalisch-therapeutische Maßnahmen sind zwar schmerzlindernd, bewirken allerdings - hier sind krankengymnastische aktive Übungen ausgenommen - keine bleibende Besserung.

Muskelverspannung als Krankheit

Muskelschmerzen haben über die vegetativen Fasern einen erheblichen Einfluß auf das Befinden des Betroffenen. So können z. B. Schlaflosigkeit, Nervosität, Schweißausbrüche, Kreislaufstörungen ect. auftreten.

◄
Abb. 29 Die Rumpfmuskulatur als Verspannungssystem für die Erhaltung der aufrechten Körperhaltung (aus 62).

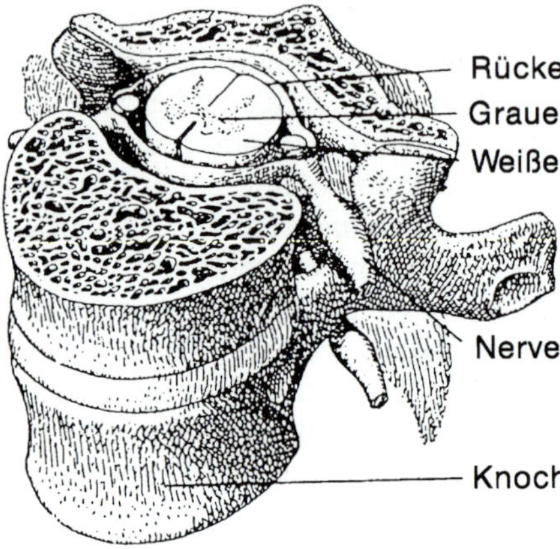

Abb. 30 Schutzfunktion des Wirbelkanals für Rückenmark und Nervenwurzeln.

Muskelschmerzen, besonders an der Wirbelsäule, werden durch innere Anspannung erheblich verstärkt. So machen sich Unterdrückung oder Durchsetzungsvermögen durch Nackenverspannungen „Luft“. Die Depressionen suchen sich mehr die Lendenwirbelsäule und deren Muskulatur als Spielwiese aus.

Muskulatur und Psyche

Der Muskeltonus, d. h. der Spannungszustand der Muskulatur, ändert sich ständig und wird von der psychischen Verfassung des Menschen nicht unwesentlich gesteuert. Die aggressive Verfassung wird einen erhöhten Muskeltonus aufweisen, der Mutlose läßt den Kopf hängen.

Nervensystem: Steuerung

Die Wirbelsäule trägt und hält den Rumpf. Sie schützt aber auch das Rückenmark und die Nervenwurzeln, die aus den Wirbellöchern austreten und dem Rumpf, den Armen und den Beinen zustreben, wo sie die nervöse Steuerung der Muskulatur übernehmen (Abb. 30). In diesen elektrischen Leitungen gehen die Impulse vom Gehirn zum Erfolgsorgan. Hier verlaufen auch Nervenfasern, die Gefühle wie Schmerz, Kälte, Hitze, Druck zum Rückenmark und zum Gehirn melden. Auch vegetative Fasern befinden sich in den Kabelsträngen, die für die vegetative Regulation, z. B. Gefäßweite der Arterien, sowie für die Hauttemperaturregulation zuständig sind. Die Nerven, die vom Rückenmark durch die Wirbellöcher austreten, werden durch vorfallendes Bandscheibengewebe, Veränderungen an den Wirbelgelenken gelegentlich eingemauert, eingeengt, komprimiert und geschädigt.

Das Körperlot

Die Aufrichtung gegen die Erdanziehungskraft erfordert Muskelleistung. Die Gravitationskraft formt unsere äußere Gestalt, Übergewicht belastet die tragende Säule des Menschen mehr. Im Lot stehen wir in einem stabilen Gleichgewicht, wir sind keiner Beschleunigungskraft ausgesetzt. Um diesen Zustand zu erreichen, müssen sich alle auf den Körper einwirkenden Kräfte gegenseitig aufheben, das Lot durch den Körperschwerpunkt muß noch innerhalb der Unterstützungsfläche liegen. 3 Pfund vor der Lotlinie können nur durch 3 Pfund hinter der Lotlinie ausgeglichen werden.
Bewegen wir uns auch nur mit der Nasenspitze aus diesem Lot heraus, so begeben wir uns in ein instabiles Gleichgewicht, denn jetzt werden Drehmomente wirksam. Je weiter ich die Nase nach vorne strecke, um so stärker werden die einwirkenden Kräfte. Je weiter wir uns von der Lotlinie mit einzelnen Körperteilen wegbewegen, um so größer wird dann auch die notwendige Muskelkraft, die uns wieder ins Lot zurückbringt. Alle äußeren Kräfte, verschiedener Größe, Art, Richtung, Zeit und Einwirkungsdauer, die auf unseren Körper einwirken, bezeichnen und verspüren wir als Belastung. Als Sammelbegriff für verschiedene Auswirkungen äußerer Kräfte auf die Materialien unseres Bewegungsapparates, besonders die der Wirbelsäule, wird die mechanische Beanspruchung unseres Körpers verwendet. Vielleicht sei hier vorweggenommen, daß das instabile Gleichgewicht für unsere Wirbelsäule gesünder ist als das stabile Gleichgewicht, da sie einen mehr oder minder starren Zustand verkörpert. Der Seiltänzer bekommt sicher weniger Kreuzschmerzen als der Wachposten vor dem Buckingham-Palast.
Eine kleine Gedankenstütze soll Ihnen das Auffinden Ihres Körperlots ermöglichen: Stellen Sie sich einen Faden vor, der in der Mitte Ihres Schädeldaches in Ihren Körper eintritt und am Steißbein wieder aus dem Körper austritt. An diesem gedachten Faden

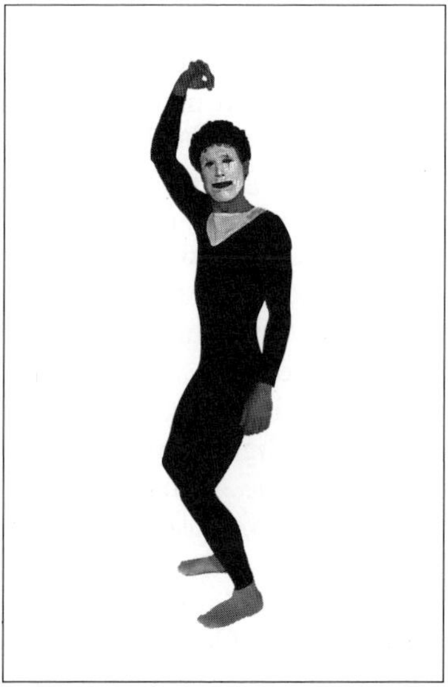

Abb. 31 Auffinden des Körperlots.

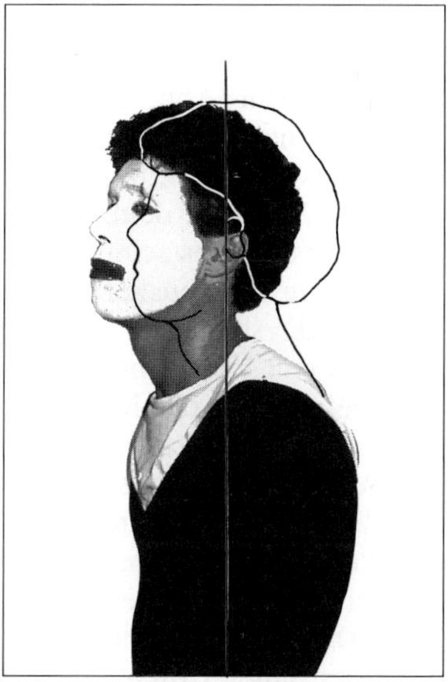

Abb. 32 Balance des Kopfes.

können Sie Ihren gesamten Körper aufrichten (Abb. 31). An diesem roten Faden sollten Sie sich bei all Ihren Alltagstätigkeiten aufrichten.

Balance des Kopfes

Solange die Körperhaltung als normal zu bezeichnen ist, wird der Kopf frei zwischen den Schultern auf dem Hals balanciert. Bei zunehmendem Haltungsverfall (vermehrte Rundrückenbildung, vermehrte Lendenkrümmung, schlaffer Bauch, Beckenkippung

nach vorne) steht der Kopf bereits nicht mehr da, wo er hingehört, sondern befindet sich bei vermehrt gesattelter Halswirbelsäule vor dem Körperlot (Abb. 32).
Der Gesichtsschädel ist an sich schon schwerer als der hintere Anteil des Schädels, deshalb schützt eine kräftige Nackenmuskulatur den Kopf vor dem Nachvornekippen. Vor dem Nachhintenkippen des Kopfes schützen die vorderen Halsmuskeln. Vordere und hintere Halsmuskeln balancieren den Kopf auf der Halswirbelsäule. Dysbalancen bewirken ungleiche Verteilung der Haltearbeit, somit Verspannungen und Beschwerden.
Nachdem die für den Menschen wichtigsten Sinnesorgane sich im Kopf befinden (Sehvermögen, Hören, Gleichgewichtssinn), ist die Stellung des Kopfes nicht unbedeutend für die Aufnahmefähigkeit dieser Sinnesorgane. Jede Störung dieser Sinnesorgane wird eine veränderte Kopfhaltung bewirken.
Bei der „Alexander-Technik“ bedient man sich folgender Vorstellung: Der Kopf entspricht der „Schnecke“ einer Geige, die Spannung der Saiten (Muskeln des Rückens) wird über die „Wirbel“, die sich an der Schnecke der Geige befinden, geregelt. Verspannter Nacken bedeutet verspannte Wirbelsäulenmuskulatur. Die Alexander-Therapeuten versuchen den Kopf, der gewissermaßen über die „Kupplung“ der Kopfgelenke mit der Halswirbelsäule verbunden ist, von der Halswirbelsäule „zu lösen“. Durch das Freiwerden des Kopfes wird die Entspannung der Rückenmuskulatur eingeleitet.

Beckenbalance/Beckenstabilisation, Schulterstabilisation

Zur Stabilisierung der Wirbelsäule in den verschiedensten Körperpositionen und bei den verschiedensten Bewegungsmustern

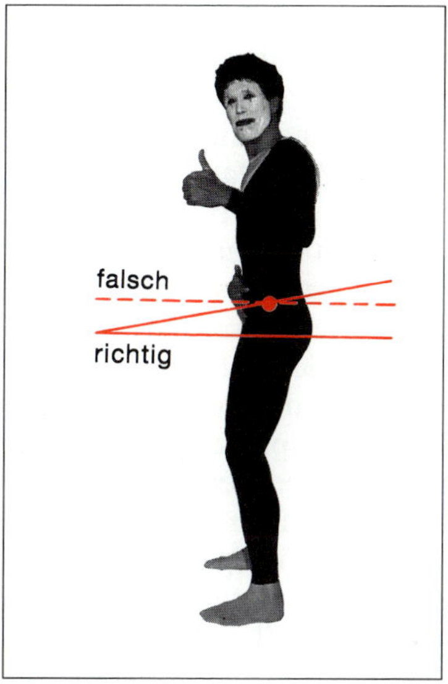

Abb. 33a

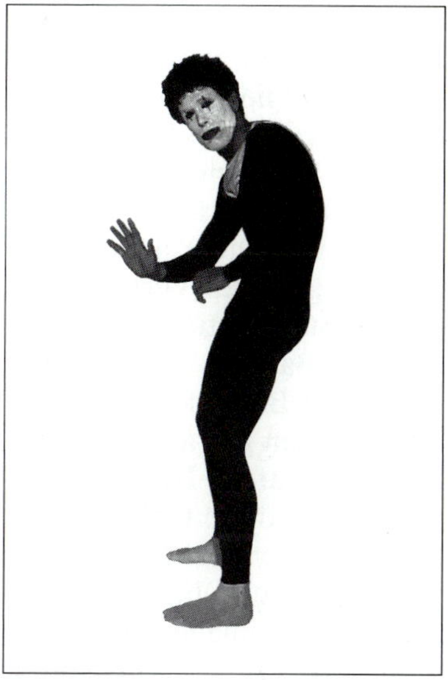

Abb. 33b

Abb. 33 Banlance des Beckens: a) richtig, b) falsch.

spielt die Balance der Rumpfmuskulatur die wesentliche Rolle (Abb. 33a und b). Bei schlaffen Bauchdecken kommt es beim Stehen zum pathologischen Hohlkreuz, zur vermehrten Abrundung der Brustwirbelsäule und zur vermehrten Sattelung der Halswirbelsäule. Diesen zunehmenden Haltungsverfall können wir bei den meisten Menschen über dem 40. Lebensjahr beobachten, besonders wenn sie einige Pfunde zugelegt haben.
Schlaffe Bauchmuskeln (der Sitzbauch) gewähren das Absinken des Eingeweidesackes, straffe Bauchmuskeln können dagegen ihrerseits über den Eingeweidesack die Wirbelsäule aufrichten und

stabilisieren. Die ausgeglichene Spannung der Bauch- und Rükkenmuskulatur gewährleistet die optimale Stabilisation des Rumpfes, wobei hierzu zu bemerken ist, daß die genannten Muskeln unterschiedliche funktionelle Eigenschaften besitzen. So zählt man die Bauchmuskeln zu der tonischen Muskulatur; diese neigt zum Erschlaffen und muß nach Vordehnen gekräftigt werden; die Rückenstreckmuskulatur zählt man zu den posturalen Muskeln, diese neigen zum Verkürzen und müssen gedehnt werden.
Bei der Stabilisation des Rumpfes spielt allem voran die Stabilisation und Balance des Beckens die entscheidende Rolle, denn das Becken ist Basis des Rumpfes. Die Balance des Beckens wird im wesentlichen gewährleistet durch das Gegenspiel zweier Muskelgruppen: Auf der Bauchseite ist dies der Hüftbeuger, seine Gegenmuskeln sind die Gesäßmuskeln. Beim sitzenden Menschen verkürzt sich der Hüftbeugemuskel durch die ständige 90-Grad-Abwinkelung der Oberschenkel zum Rumpf (Ursprung und Ansatz sind ständig einander genähert); zudem handelt es sich um einen posturalen Muskel, der zum Schrumpfen neigt. Das schlaffe Sitzen (Sitzfleisch ist nicht gleich Muskulatur, sondern Fettgewebe) läßt die Gesäßmuskeln schwinden.
Eine Dysbalance des Beckens läßt sich also nur korrigieren, wenn man den Hüftbeuger dehnt und die tonische Gesäßmuskulatur kräftigt. Wird diese Muskelbalance zwischen dem Hüftbeuger und dem Hüftstrecker nicht frühzeitig wiederhergestellt bzw. nicht erhalten, so hat der Mensch beim Aufrichten Schwierigkeiten, sein Becken und damit auch seine Wirbelsäule im Lot zu halten. Hohlkreuz, Mehrbelastung der Wirbelgelenke des unteren Lendenwirbelsäulenabschnittes und Verspannungen der Rückenstrekker sowie Ungleichgewicht der Muskulatur zwischen Bauch und Rücken sind die Folgen. Zur Stabilisation der Wirbelsäule gehört auch die Stabilisation des Schultergürtels. Der lässige Mensch neigt dazu, die Schultern nach vorne hängen zu lassen, der Kopf

steht vor dem Lot, die Muskelfunktionen, z. B. des Schulterblatthebemuskels, ändern sich grundlegend.
Normalerweise hat dieser Muskel seinen Ursprung an den Querfortsätzen der ersten vier Halswirbelkörper und seinen Ansatz an dem Schulterblatteck, denn er sollte bei breiten Schultern lediglich die Schulter anheben. Bei nach vorne hängenden Schultern hat der Schulterblattheber seinen Ursprung jedoch an dem Schulterblatt und seinen Absatz an den Querfortsätzen der Halswirbelsäule.
Dies hat zur Folge, daß dieser Muskel, der plötzlich eine ihm nicht liegende Arbeit übernehmen muß, sich verkürzt und verspannt und durch seine Verkürzung die ersten vier Halswirbelkörper rotiert, auf jeden Fall in eine Fehlstellung bringt, was nun wiederum zu Störungen im Bereich der Kopfgelenke mit den entsprechenden Symptomen führt.

Sitzen

Sitzmöbel früher und heute

Sitzreglementierungen, Sitzrituale, Vorschriften über den jeweiligen Typ von Sitzmöbeln waren in verschiedensten Epochen der Geschichte wesentliche Bestandteile der höfischen Etikette und des Zeremoniells.
Sogar bis im 18. Jahrhundert galt am französischen Hofe die Hierarchie der Sitzmöbel. Je nach Rang und Adel saß man auf einem Fauteuil (Sessel mit Rücken- und Armlehnen), Tabourets (Hocker), Ployants (Faltstühle, in der Bedeutung gleichwertig mit den Tabourets und Carreaux = Sitzkissen). Mit zunehmendem Verlust des Sitzmöbels als Symbol bekam das „Ding“ Stuhl die Wertigkeit eines Gerätes.
Nachdem sich heute die Lebensweise vorwiegend auf der „Po-Ebene“ abspielt (12 Millionen Bundesbürger sitzen ganztags am Arbeitsplatz, 11 Millionen Schüler sitzen zumindest 35 Wochenstunden an ihrem Arbeitsplatz Schulbank, der Fernsehzuschauer schaut täglich über 3 Stunden sitzend fern), verkörpert das Wort „er sitzt“ hintergründig eine körperliche Strafe. Voraus bemerkt: Nicht ohne Grund, denn zu langes Sitzen ist Strafe für den Körper. Dynamische Stühle sollen durch ihre Konstruktion heute biologische Mängel, nämlich den Bewegungsmangel des zivilisierten Menschen, wettmachen – eine wahrhaft schwierige Aufgabe.

Die Ergonomie, die Wissenschaft, die die Beziehung Mensch – Arbeit – Technik in geordnete Verhältnisse bringen soll, ist – so jung sie ist – bereits unterschiedlich ausgerichtet: So entwickeln sich zwei wissenschaftliche Linien: Die eine Linie versucht eine konsequente ingenieurmäßige und naturwissenschaftliche Ausrichtung unantastbar zu machen und befaßt sich vorwiegend mit dem Phänomen der körperlichen Belastung. Die andere Linie bezieht einen eher sozialwissenschaftlichen Standpunkt und

kommt wissenschaftlich wie auch gestaltend dem näher, was man als menschengerecht bezeichnen könnte.
Demzufolge wird es verständlich, daß der Begutachter neuer Stühle sich von vornherein „zwischen die Stühle setzt“. Im übrigen, Stuhl ist nicht gleich Stuhl. Könnte ein Arbeitsstuhl z. B. reden, so könnte er sich nur herablassend über einem im Grunde doch „unqualifizierten Freizeitstuhl“ äußern.
Denn DIN-Normen regeln seine technische Gestaltung. Paragraphen sichern seine Bauweise (Arbeitsstättenverordnung, Betriebsverfassungsgesetz, Gewerbeordnung, Bürgerliches Gesetzbuch, Handelsgesetzbuch, Unfallverhütungsvorschrift, VDI-Richtlinien).
Zum zukünftigen Leben im Sitzen fehlt nur noch der Einheitsmensch, DIN-genormt, vermessen und als geeignet abgestempelt. Welche Impertinenz, schon allein der Gedanke, Einheitsnormen nach den individuellen Bedürfnissen zu ändern! Neue, wenn auch um einen Kopf größere Generationen haben sich den DIN-Normen und somit dem Möbel anzupassen (z. B. Schulmöbel).

Im Vergleich zum Arbeitsstuhl müßte sich Betroffenheit beim nichtgewerblichen Stuhl breitmachen, denn auf ihm, dem „Wildwuchs“, nimmt man sich ja ungeahnte Sitzfreiheiten heraus. Vereinheitlichung und Normierung ist wohl bei der Sitzmöbelherstellung bis zu einem gewissen Grad erforderlich, ein Alleinvertretungsanspruch, daß man nur auf normierten Stühlen gesund sitzen kann, wäre eine Anmaßung.

Und dann die Alternativen: Stühle, die das Bewährte auf den Kopf stellen – ohne Lehne, mit Kniestützen, sogar zum Schaukeln! Akzeptanzprobleme: Beim Erwachsenen ist die Neugier, etwas Neues kennenzulernen, eine starke Triebfeder, die Scheu eine beachtliche Hemmschwelle.

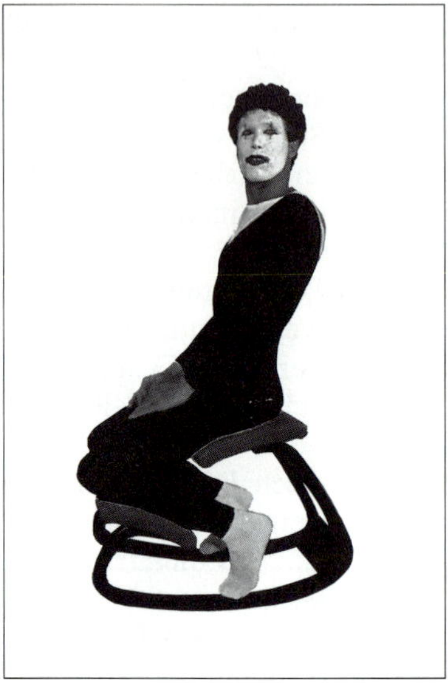

Abb. 34 Balans-Sitzen.

Ganz anders das Kind: Die Vielfalt der Benutzbarkeit eines dieser neuen Möbelstücke wird vom ungehemmten Kind glasklar demonstriert. Ein Kind setzt sich auf die vom Erwachsenen als Kniestützen auserkorenen Stützelemente und benutzt die Sitzfläche als Sitzlehne oder es kniet sich auf die Kniestützen, hängt sich kopfüber mit dem Körper über die Sitzfläche und schaukelt in dieser Position, gerade weil es Spaß macht. Das Balans-Gerät ist willkommener Turnturm und Spiel-Sitz-Maschine zugleich (Abb. 34, 35).

Der Erwachsene dagegen schleicht wie die Katze um den heißen Brei, etwas skeptisch um das Stuhl-Ungeheuer herum, vergewissert sich nochmals auf dem Prospekt, daß er ganz sicher ist,

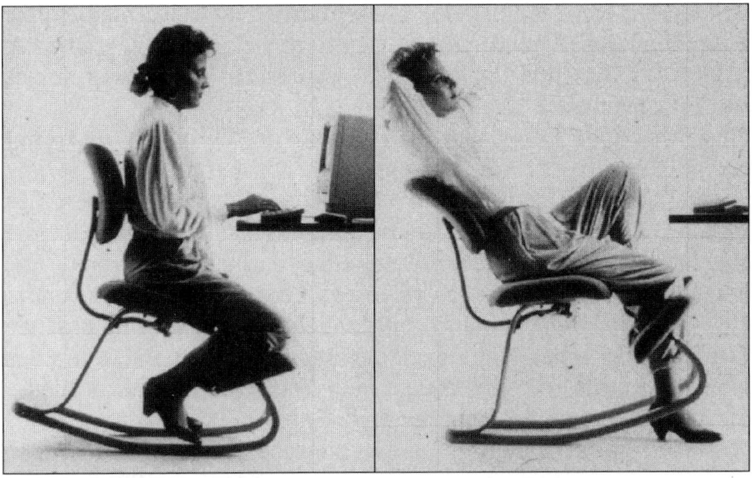

Abb. 35 Balans-Sitzen im Alltag: wechselnde Sitzpositionen.

keinem Irrtum zu unterliegen, woanders zu sein als beim Sitzmöbelhändler, bevor er den Verkäufer fragt, wie er das „Ding" eigentlich besteigen soll – was auch nicht so einfach ist. Der wohl gravierendste Unterschied zwischen dem traditionellen Stuhl mit Lehne, Horizontalstellung der Sitzfläche und vier Beinen und dem neuen Balans-Möbel ist wohl das Fehlen der Lehne bei den Balans-Möbeln.

Sitzprobleme

Grundsätzlich ist man gewöhnt, sich an der Stuhllehne anzulehnen, also erfüllt die Lehne die Aufgabe der Stütze für die müde werdenden Rückenmuskeln. Diese Verhaltensweise bleibt ohne gesundheitsschädigende Wirkung, sofern sie zeitlich begrenzt ist, sofern der Sitzende den Stuhl kurzzeitig zur Entlastung seines Rückens benutzt.

Unser heutiges Leben hat sich jedoch im Vergleich zu früher gewaltig geändert. Kaum ein anderer Lebensbereich ist so stark in unserer Alltäglichkeit verwurzelt wie das Sitzen, man sitzt fast ständig. Bewegungsarmes und pausenloses Sitzen ermüdet die Rückenmuskulatur durch die ständige Anspannungsarbeit. Die bequeme „Abstützung" des insgesamt gerundeten Rückens entlastet die Rückenmuskulatur tatsächlich. In der vermeintlichen Droschkenkutscher-Haltung hängt man in seinen Bändern, den Haltestrukturen, die die knöchernen Bausteine der Wirbelsäule, die Wirbelkörper, zusammenhalten.

Nach *Haeckels* biologischem Grundgesetz verkümmern jedoch alle Organe, die nicht gebraucht werden, so auch die Rückenmuskeln, wenn diese Entlastungshaltung zur Dauerhaltung wird.

Hinzu kommt, daß beim bequemen Sitzen des Becken nach hinten kippt, die Gesäßmuskeln inaktiviert werden. Nur beim aktiven aufrechten Sitzen bleiben die Gesäßmuskeln aktiv. Durch die Beckenkippung nach hinten rundet sich der Rücken total ab, die Halswirbelsäule jedoch wird vorgereckt, so daß die Augen alles im Blick behalten können. Durch die übliche Sitzhaltung ist die Muskelbalance am Becken und im Schulterbereich aufgehoben. Das ausgewogene Muskelspiel, das den Körper gegen die Schwerkraft aufrechthält, ist gestört.

Einzelne Muskelzüge haben durch die Fehlhaltung völlig andere Aufgaben als geplant zu erfüllen, war zur Folge hat, daß sie sich verspannen und schmerzen. Rückenschmerzen sind zumeist muskuläre Schmerzen. Verspannte Muskeln sind nämlich mit Blut und damit mit Sauerstoff schlecht versorgt und schlecht entschlackt. Die Rückenmuskulatur schreit nach Bewegung, wenn sie wehtut, denn nur durch Anspannung und Entspannung der Muskeln kommt genügend Sauerstoff in das Muskelgewebe. Das Balans-Sitzen: Durch die Abschrägung der Sitzfläche der Balans-Stühle soll das Becken aufgerichtet werden. Die Belastung soll sich auf die beiden Sitzbeinknochen balancierend verteilen. Durch die Aufrichtung des Beckens - dies wird begünstigt durch die leichte Abspreizung und Absenkung der Oberschenkel - behält die Wirbelsäule ihre normalen Krümmungen.

Richtiges Sitzen

Wenn der Mensch im Lot sitzt, sitzt er statisch richtig. Doch das reicht nicht aus, um gesund zu sitzen. Der Sitzende muß in der richtigen Statik dynamisch sitzen! Dynamisch sitzen bedeutet, die mit mehreren Schwingungen versehene Wirbelsäule umd das Lot herum zu bewegen, aber immer wieder ins Lot zurückzukehren (Abb. 36, 37).

Das Becken, die Basis der Wirbelsäule, stellt man sich hierbei am besten als einen auf den Kopf gestellten Kreisel vor, der auf seiner Spitze balanciert wird. Beim statisch richtigen, aber dynamischen Sitzen bleiben nicht nur die Hüftgelenke, sondern auch die etwa über 100 beweglichen Gelenke der Wirbelsäule beweglich (dazu gehören 46 jeweils paarweise segmentale Wirbelgelenke und jene Gelenke, die die Rippen mit den Wirbelkörpern gelenkig verbinden).

Jedes Gelenk benötigt bekannterweise zur Erhaltung seiner Funktion die Beweglichkeit. Dies gilt für das Kniegelenk wie für jedes der oben aufgeführten Wirbelgelenke.

In Fachkreisen wird noch heute von der hinteren, mittleren und vorderen Sitzposition gesprochen, diese meiner Meinung nach „verstaubten“ Begriffe sollten schleunigst durch die Bezeichnung

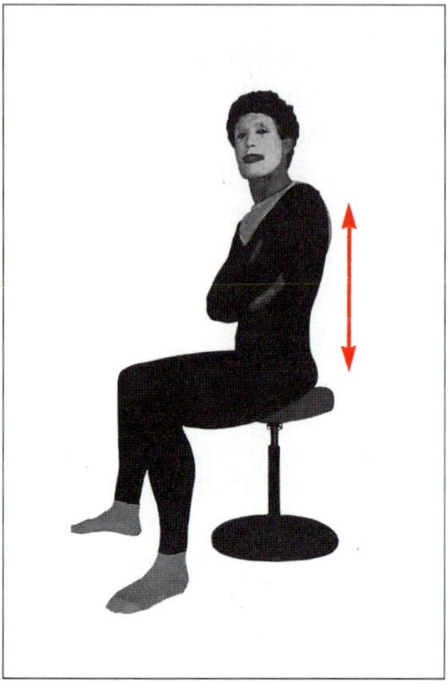

Abb. 36 Richtiges Sitzen.

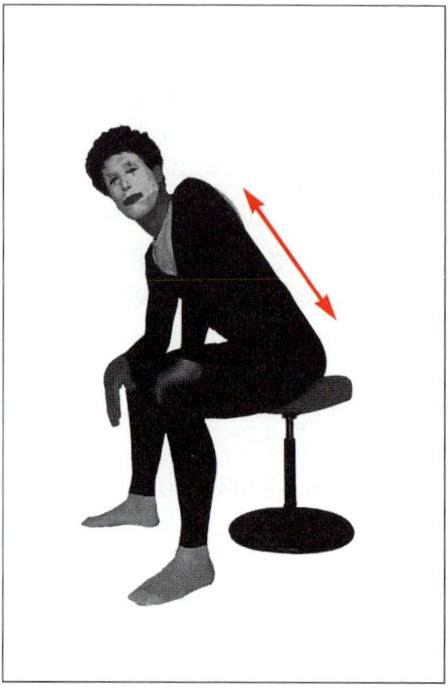

Abb. 37 Bewegung beim Sitzen.

„dynamisches Sitzen“ ersetzt werden. Diese Bezeichnungen gewisser Sitzpositionen drücken nämlich etwas Starres aus: Man arbeitet in der vorderen Sitzposition, sitzt aufrecht in der mittleren Position und entlastet die Wirbelsäule in der hinteren Sitzposition (letzteres wird von mir mit vielen Fragezeichen versehen!).
Aufrechtes Sitzen heißt nicht starres Sitzen, sondern sich dynamisch um das Körperlot herumbewegen. Das eigene Muskelkorsett stabilisiert hierbei durch sein ökonomisch arbeitendes Muskelspiel den Rumpf in dieser Position. Um die vordere Sitzposition, also die Arbeitshaltung, einzunehmen, ist es unbedingt erforderlich, die Oberschenkel abzuspreizen oder sie abzusenken, denn

sonst ist eine Beckenaufrichtung und eine Vorwärtsbewegung des Beckens nicht möglich. Der Rumpf wird dann „en bloc" samt dem Becken nach vorne bewegt, die Drehachse verläuft hierbei durch die beiden Hüftgelenke. Beim Sitzen am Schreibtisch kann man selbstverständlich beide Unterschenkel von den Kniestützen wegführen und die Füße links und rechts von den Kniestützen auf den Boden stellen, somit überträgt sich ein Teil der Körperlast auf die Beine und Füße. Von „Stammtischbrüdern" können wir lernen, wie man lange und schmerzfrei sitzen kann.
Ist der „Stammtischbruder" als Vorbild nicht genehm, so dient uns auch der Erste Geiger eines Orchesters als Sitzvorbild. Der Erste Geiger oder auch ein anderer Solist sitzt selten trotz seiner aufrechten Haltung ruhig, sondern bewegt sich um das Lot herum und kommt immer wieder ins Lot zurück. Seine zumeist abgesenkten und versetzten Beine dienen dabei wie Hebelstangen der Stabilisation des Beckens. Auffallend ist beim Solisten das aufgerichtete Becken, die korrekte Form der Wirbelsäule. Entspannte Nackenmuskeln sind Voraussetzungen für eine brillante Spielweise. Nackenmuskeln bleiben nur entspannt bei richtiger Position des Beckens!

Beim Sitzen auf den Balans-Möbeln ist im Vergleich zum Sitzen auf traditionellen Möbeln das Muskelkorsett des Rumpfes in ständiger ökonomischer Aktion, allerdings ohne dabei einzelne Muskelgruppen zu überfordern, dadurch zu verspannen, aber auch zu unterfordern und zu überdehnen. Im Gegensatz zu den traditionellen Stühlen, auf denen man nach einiger Zeit ermüdet, in den Seilen (Lehne) hängt, trainiert man durch das Sitzen auf den Balans-Möbeln die Haltemuskulatur des Körpers. Das Training verteilt sich auf alle Muskeln, die an der Haltearbeit beteiligt sind, gleichmäßig. Der schlaffe Sitzbauch ist auf diesen Stühlen nicht gefragt.

Durch die Dynamik, d. h. durch die Anspannung und Entspannung der Muskelgruppen, bleiben diese leistungsfähig und ermüden weniger schnell.
Sitzmonotonie auf dem bisher „normalen" Stuhl bescherte Sekretärinnen immerhin zu 14 % Kopf-, zu 24 % Nacken-, zu 57 % Kreuz- und zu 29 % Knie- und Beinschmerzen.
Bandscheibenprobleme: Da die meisten Menschen auch den besten Stuhl zumeist nicht optimal „besitzen", rundet sich eben der Rücken des Sitzenden konstant ab, was den Bandscheiben absolut nicht zuträglich ist. Der Druck auf die einzelne Bandscheibe, insbesondere die der unteren Lendenwirbelsäule, wird hiermit nicht flächig, sondern auf die Randkanten verteilt. Die ungünstige Druckverteilung auf die Bandscheibe verformt den Gallertkern im Zentrum der Bandscheibe. Bei der mürbe gesessenen Bandscheibe quillt der Gallertkern bei konstanter Rundrückenhaltung in die Richtung des knöchernen Kanals, in dem das Rückenmark verläuft.

Bequeme Sitzposition fördert den Bandscheibenvorfall

Dynamisches Sitzen im Lot, das Bewegen um das Körperlot herum, verteilt den Druck gleichmäßig und wechselnd auf die gesamte Fläche der Einzelbandscheibe. Das dynamische Sitzen gewährt zudem die Bandscheiben ernährende Be- und Entlastung.
Das „Kreuz mit dem Kreuz": Bandscheiben leiden stumm. Malträtierte Wirbelgelenke, überstrapazierte Bänder und überlastete Muskeln wehren sich mit Schmerzen.

Muß man durch Schaden erst klug werden? Nein, denn in Zukunft werden Sitzschulen richtiges Sitzen lehren. Sie werden auch leh-

ren, wie man sich richtig hinsetzt und wie man richtig aufsteht (Abb. 38a–d). Setzt man seinen Rücken nämlich gedankenlos und ohne die notwendige Sorgfaltspflicht ab, so kippt bei Instabilität des Rückens das Becken nach hinten, und die Wirbelsäule macht in einer bestimmten Höhe zumeist in der Höhe des 4. und 5. Lendenwirbelkörpers einen Knick (Abb. 39a–d). Wird dieser Vorgang tagtäglich, jahraus, jahrein viele tausend Male wiederholt, so erleidet die Wirbelsäule in der angesprochenen Höhe der unteren Lendenwirbelsäule einen Schaden, der schlecht wiedergutzumachen ist.
Eine Metallstab würde an dieser Stelle durch Metallermüdung brechen, die menschliche Wirbelsäule lockert aus und wird an dieser Stelle überbeweglich. Dieser schädigende Vorgang wird beim Absetzen des Körpers besonders auf gut gepolsterten Stühlen beobachtet. Ist die Sitzfläche zudem niedriger eingestellt als die Kniehöhe, verstärkt die Hebelwirkung der Oberschenkel diesen Knickvorgang zusätzlich. Ohne muskuläre Beckenstabilisation bewegen sich beide Beckenschaufeln beim unbedachten Absetzen zu stark in der gelenkigen Verbindung zum Kreuzbein. Die segmentale Lockerung der unteren Lendenwirbelsäulensegmente und die Auslockerung der Kreuzdarmbeingelenke führen zu vielfältigen, schlecht zu behandelnden Krankheitsbildern.
Bei den Balans-Stühlen wurde zumindest daran gedacht, diese schädigenden Einwirkungen zu verhindern. Beckenaufrichtung und muskuläre Stabilisation der Lenden-Becken-Hüft-Region (Funktionseinheit!) sind zur Vermeidung dieser Erkrankungen unbedingte Voraussetzung.

Alles Neue hat – wie sollte es anders sein – Befürworter und Kritiker. Von Kritikern wird ins Feld geführt, daß man auf diesen neuen Möbeln ganztägig nicht sitzen könne, der Mensch benötige gelegentlich eine Lehne. Es würden Druckspitzen über den Sitz-

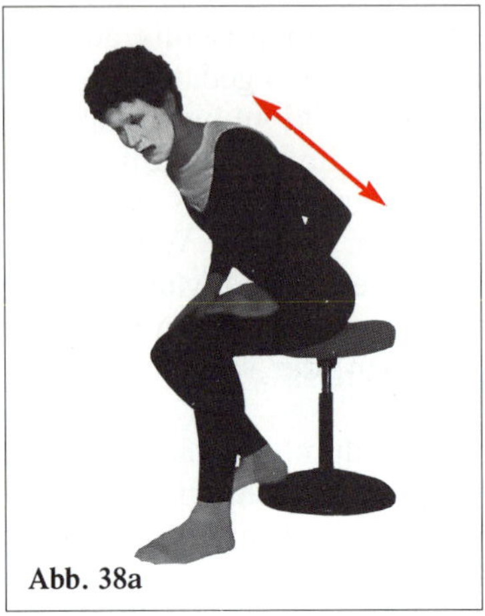
Abb. 38a

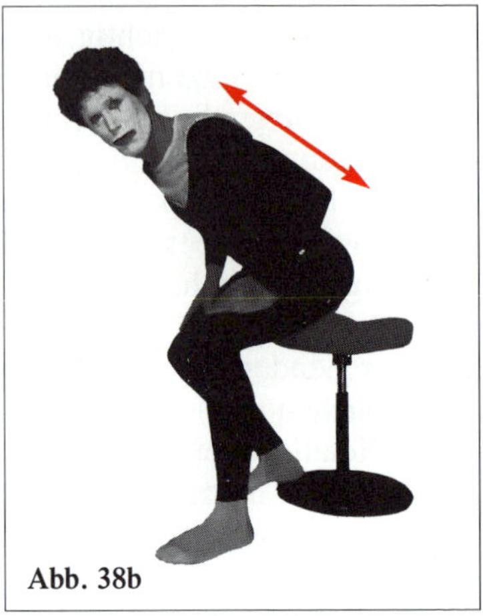
Abb. 38b

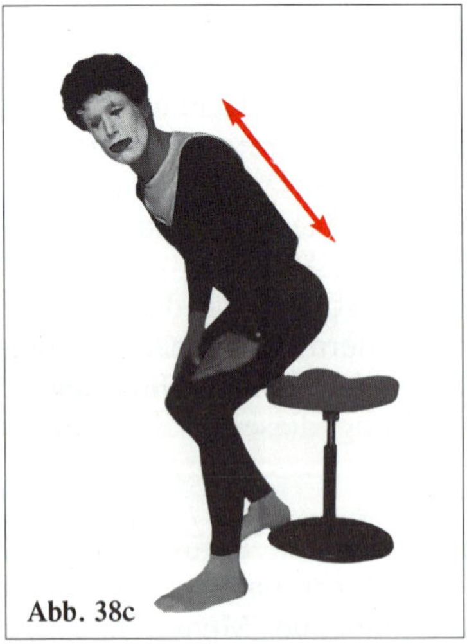
Abb. 38c

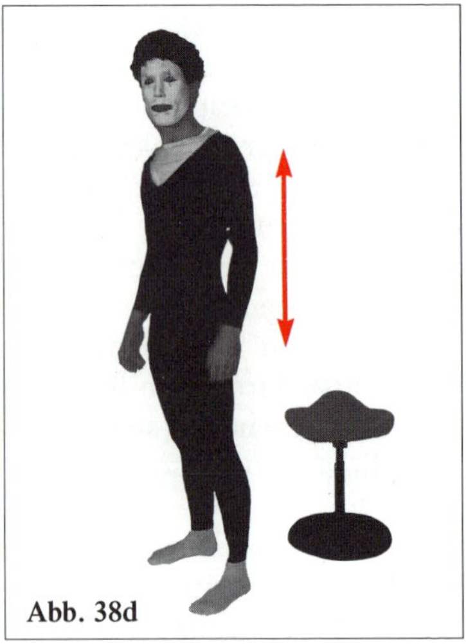
Abb. 38d

Abb. 38a–d Richtiges Aufstehen.

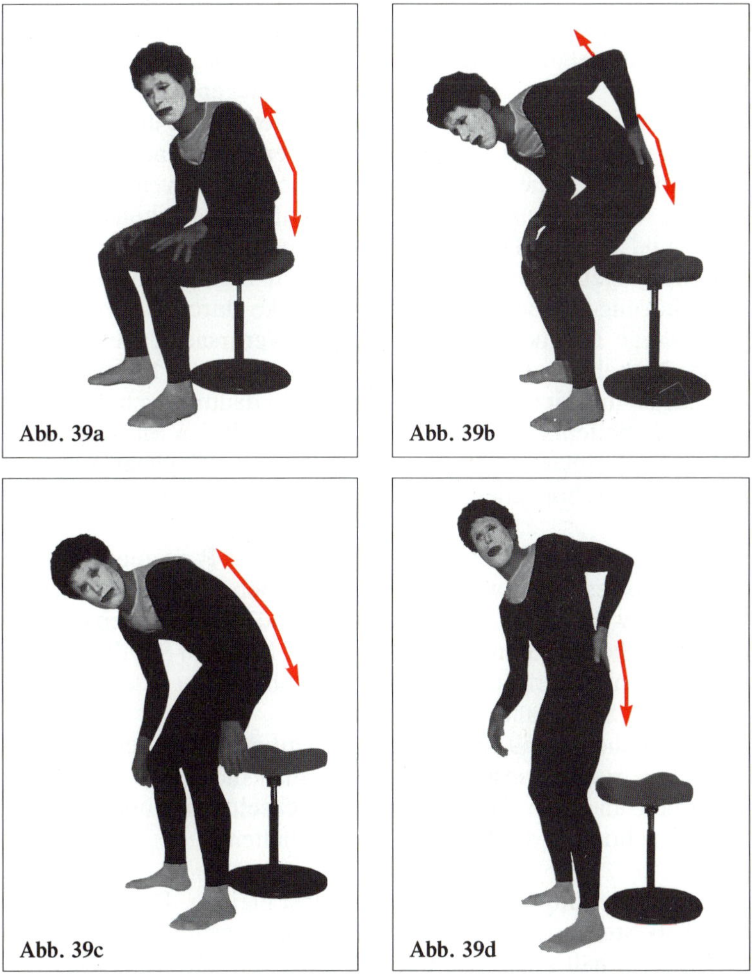

Abb. 39a–d Falsches Aufstehen.

beinknochen sowie Scherkräfte an Gesäßweichteilen entstehen, der Knieanpreßdruck sei zu stark, es bestehe die Gefahr der Schleimbeutelentzündung. Zu starkes Abbiegen der Kniegelenke sei ungünstig für ältere Menschen mit Kniearthrose und für jüngere mit der sog. Chondropathia patellae, einer degenerativen Veränderung der Kniescheibe. Die arterielle und venöse Durchblutung werde durch die starke Knieabwinkelung behindert. Arterielle und venöse Durchblutungsstörungen seien zu erwarten. Durch die aufrechte Sitzposition bei den Balans-Möbeln würde eine Störung im Bereich der Kopfgelenke durch die vermehrte notwendige Nickbewegung des Kopfes verursacht. Befürworter dieser Möbel – und dazu zähle ich mich – sind der Meinung, daß Menschen mit Sitzproblemen schon allein dadurch geholfen wird (bzw. sie helfen sich selbst), daß sie sich mit den Sitzproblemen „auseinandersetzen“. Die zuvor aufgeführten „Gegenargumente“ lassen sich schon allein mit dem normalen Menschenverstand widerlegen.
Den idealen Stuhl gibt es ebensowenig wie das Perpetuum mobile, dennoch ist es lobenswert, danach zu suchen. Die bisher vorhandenen Schwächen des „Sitzmenschen“ sind offensichtlich und von den „üblichen“ Stuhlmöbeln verursacht. Mit dem Stuhlkauf ist es wie mit dem Schuhkauf, nicht jeder Schuh paßt zu jedem Fuß und nicht jeder Stuhl paßt zu jedem Rücken.
Fußgesundheit erhält man durch den häufigen Wechsel der Schuhe, Sitzgesundheit erhält man, wenn man möglichst wenig sitzt und unter anderem auch Sitzmöbel wechselt, aber unter stetiger Berücksichtigung des korrekten Sitzverhalten.

Diese Vorstellung soll kein Hirngespinst bleiben. Die Gymnastik mit dem Stuhl und auf dem Stuhl zeichnet sich als Realität ab. Vermutlich hält allein das öfter „locker vom Hocker“ die „verhockte“ Gesellschaft gesund.

Bildschirmarbeitsplatz

Dem Bildschirmarbeitsplatz sei ein besonderes Kapitel gewidmet, da hier die Auseinandersetzung zwischen den sitzenden Menschen und der Sitzmaschine eine besondere Ausprägung erfährt. Statistische Zahlen weisen schon darauf hin, daß hier mit Schäden zu rechnen ist, die nicht allein das Sehvermögen betreffen. Die bisher erhobenen statistischen Zahlen zeigen, daß am Bildschirmarbeitsplatz Tätige weit mehr Kopfschmerzen aufweisen als bei vergleichbarer Schreibtischtätigkeit; aber auch die Schulter-, Nakken- und Armschmerzen nehmen gewaltig zu. Die ungünstige Körper-, Kopf-, Arm- und Handhaltung sind vermutlich dafür verantwortlich, daß am Bildschirmarbeitsplatz der Mensch geschädigt werden kann. Wiederum ist es die Bewegungsmonotonie, welche die Haltemuskulatur fehlbelastet.

Mischarbeitsplätze werden wohlwissend gefordert, über Pausen am Bildschirmarbeitsplatz hat man sich bereits Gedanken gemacht. In der Realität sitzen unendlich viele Datensachbearbeiter pausenlos und ganztags an Geräten, die nicht individuell einstellbar sind, sich dem Menschen nicht anpassen lassen. Der Arbeitsmediziner wird zur Beratung gebeten, wenn die Geräte bereits gekauft und aufgestellt sind.

Wir müssen uns stets vor Augen führen, welche Anstrengungen unsere Augenmuskeln vollführen müssen, wenn sie das Auge ständig optimal auf unterschiedliche Sehabstände einstellen sollen. Ist der Bildschirm mit seiner Unterlage nicht beweglich, wird zwangsläufig der Hals den Kopf so weit nach vorne bringen, bis die Nase an der Mattscheibe „klebt“. Wenn das Display (Bildschirmfläche) spiegelt, so wird sich der Kopf des Betrachters so lange drehen und neigen, bis das Auge störungsfrei sieht. Jede Fehlhaltung des Nackens über längere Dauer wird die Nackenmuskeln verspannen.

Deshalb ist folgendes wichtig: Die individuelle bevorzugte Sehdistanz muß ermöglicht werden, die normale Sehachse sollte die Mitte der Anzeigefläche treffen, die Höheneinstellung des Sichtgerätes ist abhängig von der Augenhöhe, die Augen sollen dabei geradeaus blicken können. Die Augenbelastung durch Akkommodation, durch Veränderung der Sehabstände, kann dadurch gelöst werden, daß Bildschirmfläche, Schriftvorlage und Fingertastatur sich auf einem Kreisbogen befinden, in dessen Zentrum das Auge des Menschen ist.

Unter diesen Umständen haben wir die geringste Akkommodationsbelastung des Auges erreicht. Die Sitzmöglichkeit muß dabei so nah an das Bildschirmgerät heranzurücken sein, daß auch der Hals sich im Körperlot befindet und der Kopf frei zwischen den Schultern balanciert werden kann. Die Höhenverstellbarkeit des Tisches insgesamt gehört zum optimalen Bildschirmarbeitsplatz. Vergessen wir trotz der optimalen Arbeitsplatzgestaltung nicht, daß die statisch arbeitende Nackenmuskulatur sich nur durch dynamische Muskeltätigkeit, d. h. durch regelmäßige Bewegung, Dehnungs- und Lockerungsübungen, entspannen läßt. Der beste „Weichmacher“ des Nackens ist die Bewegung.

Die stündliche aktive Bewegungspause ist eine Minimalforderung!
Mischarbeitsplätze gewähren zumindest die zeitweise Loslösung des Körpers und der Psyche von der Monotonie, die am Computerarbeitsplatz vorherrscht. Pausenräume sollen nicht als Kantinen gestaltet werden. Progressive Muskelentspannung auf einer Pausenraumliege wäre die geeignetste Regenerationsmöglichkeit für Körper und Geist. Zwei Minuten konzentrative Entspannung, z. B. mit „Walkmann“, bringen mehr Erholungseffekt als eine halbe Stunde auf dem Kantinenstuhl.

Der Arbeitsplatz im Jahr 2000

Ernährung des Knorpels

Im Stern extra 2000 können wir lesen: „Die Welt der Arbeit, denkbar als 25-Stunden-Woche mit Gymnastik. Alle Arbeitsplätze werden gleich aussehen: Multifunktionsterminals mit Bildschirm, Tastatur, Sprachein- und ausgabe, ein paar Blumen, verstellbare Wände, alle 90 Minuten Musik und 10 Minuten Gymnastik. Erfrischungen und Übungen in direkter zwischenmenschlicher Kommunikation unter Aufsicht eines Gesprächstherapeuten."
Bewegungsmangel führt zum Verschleiß der Gelenke, einschließlich der gelenkigen Verbindungen der Wirbelsäule und nicht zuletzt der aus Knorpelgewebe bestehenden Bandscheiben (Arthose). Knorpelgewebe besteht aus lebenden Zellen, die ernährt werden müssen. Jedes lebende Gewebe erneuert sich ständig selbst durch den Abbau verbrauchter und den Aufbau neuer Zellen. Normalerweise halten sich Verschleiß und Zellerneuerung die Waage. Voraussetzung dafür ist jedoch die ständige Verfügbarkeit aller für Ernährung und Neubildung der Zellen notwendigen Nährstoffe und Sauerstoff.
In allen anderen Geweben befördert das Blut Nährstoffe und Sauerstoff zu den Zellen, nicht aber im Knorpel. Knorpelgewebe ist nicht von Blutgefäßen durchsetzt, seine Struktur ist schwammähnlich. Zwischen den Zellen befinden sich Lücken, die so groß sind, daß die Nährstoff- und Sauerstoffmoleküle passieren können, und so alle Zellen erreichbar sind. Nährstoff und Sauerstoff werden in Kapillargefäßen bis an den Knorpel herangeführt und dort an die Gelenkflüssigkeit bzw. an den Gelenkschmierstoff abgegeben. Die Wanderung der Stoffe durch die Lücken in den Knorpel hinein wäre allerdings dem Zufall überlassen, wenn der Knorpel nicht selbst den Transport beschleunigen würde. Dies geschieht durch

elastische Verformung des Knorpels. Dabei verformen sich auch die Lücken, sie werden enger und wieder weiter und schieben so die von außen in die Lücken gelangten Nährstoffe und Sauerstoffmoleküle in alle Richtungen durch die Knorpelmasse hindurch. Auf die gleiche Weise wird der Knorpel entschlackt.

Wenn das Gelenk bewegt wird - und nur dann - also wenn beide Gelenkflächen aneinander vorbeigleiten und/oder aufeinander abrollen, wird der Knorpel ernährt und entschlackt.

Deshalb die Folgerung: Je intensiver die Bewegung eines Gelenkes im physiologischen Bereich erfolgt, desto wirksamer ist die Durchsaftung des Knorpels und desto länger seine Lebensdauer.

Wenn der Knorpel gut ernährt werden soll, dann ist ein gut funktionstüchtiger Kreislauf erforderlich. Aber auch Herz und Kreislauf leiden an der Bewegunsarmut, Gefäße verengen sich mit der Zeit, ihre Wandelastizität geht verloren, so werden die Knorpelzellen unterernährt, die Arthrose ist vorprogrammiert.
Zur Bekämpfung der Arthrose gilt: Mit intensiver, langsam gesteigerter Bewegung wird die Knorpelernährung und damit seine Belastbarkeit verbessert. Mit nach und nach wieder auftrainiertem Kreislauf und Kräftigung des Herzmuskels wird auch die Knorpelernährung verbessert. Mit einer verbesserten Durchblutung wird die Sauerstoffzufuhr erhöht, dies fördert die Zellerneuerung und die Selbstheilprozesse.
Dem Arthrosepatienten bleibt also keine Wahl: Er muß selbst den Kampf gegen sein Leiden führen! Die Bewegungspause wird im Jahr 2000 und danach von Tag zu Tag wichtiger!

Bewegungsmangel verursacht Bandscheibenschäden

Die Knorpelringe des Anulus fibrosus der Bandscheibe werden älter durch Austrocknen. Sie verlieren an Volumen. Der größte Wasserverlust erfolgt allerdings im Wachstum, anschließend bleibt der Wassergehalt im Anulus konstant. Der Wassergehalt des Gallertkernes vermindert sich allerdings um 6 %. Die Ernährung (=die „Bewässerung“) des Bandscheibenknorpels erfolgt am besten durch rhythmische Be- und Entlastung. Aus biochemischer Sicht (*Holm, Göteborg*) erfolgt die Ernährung der Bandscheibe nur zu 10 % durch aktiven Transport, der Rest durch Diffusion; aus diesem Grund muß die Umgebung der nicht mit Blutgefäßen versorgten Bandscheibe um so mehr mit Blutgefäßen ausgestattet sein. Durchblutungsfördernde und damit ernährende Faktoren für die Bandscheibe sind Bewegung, gute Atmung, keine Nikotingenuß (Gefäßuntergang in den Randzonen). Eine Bandscheibe degeneriert wohl am ehesten am Übergangsbereich zwischen dem Wirbelkörperknochen und der Deck- bzw. Bodenplatten, da an diesen Randzonen nach Unterversorgung oder Minderdurchblutung, durch Einschränkung des Bluttransportes Ermüdungsbrüche entstehen können, die schließlich das Einbrechen der Deckplatten eines Wirbelkörpers einleiten.
Die logische Folge: Fehlende Bewegungspausen und dynamische Bewegungen (Sitzen ist reine statische Muskelarbeit) führen zu schlechter Durchblutung der Wirbelkörper und der Randzonen am Übergangsbereich zu den Bandscheiben, schlechter Ernährungssituation der Bandscheiben, Wasserverlust des Ringknorpels, insbesondere aber des Gallertkernes und schließlich zum Einbrechen der Wirbeldeckplatte durch den Druck des Rumpfes.

Das Büro von morgen

Um heute, im Jahre 2000 und später gesund zu bleiben, müssen wir wieder lernen, natürlich zu leben und dem Körper täglich soviel Bewegung und Anstrengung zu verschaffen, wie er braucht, um sich selbst gesund zu halten.
Wie immer, wenn es um die Zukunft geht, blicken wir über den „großen Teich“ nach den USA. Dort gilt als höchst probates Mittel, Körper und Geist wieder auf Vordermann zu bringen, das schon eingeführte Personal-Trainer-System. Ein Anruf genügt und eine halbe Stunde später erscheint ein ausgebildeter Sportlehrer im Büro, um dem geplagten Büromenschen Beine zu machen. Der Body-Butler! Ein Service, der in den Vereinigten Staaten schon alltäglich ist. In den Hotels werden in zunehmenden Maße Fitneßcenter mit Schwimmbad, Sauna, Solarium, Massageeinrichtung Entspannungsmöglichkeiten angeboten, warum nicht am Arbeitsplatz?

Entspannungsübungen

Aus dem internationalen Geschäftsreisemagazin „Profi-Travel“ übernehme ich einige Tips, die etwa Verspannungen nach langem Sitzen mindern und auch etwas Entspannung bieten:

1. *Schulter-Nacken-Bereich*: Kopfneigen vor- und rückwärts, seitwärts im Wechsel (nicht kreisen!), Schulterkreisen, Armkreisen, einseitig, beidseitig, vorwärts, rückwärts, oder Armziehen (die waagerecht gehaltenen Ellenbogen werden langsam nach hinten gezogen).
2. *Hüfte*: Rumpfkreisen (Becken fixiert halten, nur Oberkörper kreist), Hüftkreisen (Oberkörper fixiert halten).

3. *Beine/Füße*: Kniekreisen (Hände auf die Kniescheibe). Fußkreisen, Fußkantenstehen, Fußspitzenrand (auch im Sitzen möglich), Beinschüttelung.
4. *Kreislauf*: Gehen, laufen, federn, hüpfen im Stand oder in Bewegung etwa 5 Minuten, wenn möglich alle 2 Stunden, oder ein kurzer Spaziergang; also: statt Aufzug fahren die Treppe nehmen; statt mit dem Taxi fahren wenn möglich gehen.

Durch autogenes Training und progressive Muskelrelaxation kann man jederzeit Ruhe und Erholung finden. Wer Entspannungstechniken erlernt hat, kann in wenigen Minuten bis zu 2 Stunden Schlaf nachholen, aber auch mit kleinen Übungen zwischendurch läßt sich Anspannung abbauen:

1. Fenster öffnen, Hände zu Fäusten ballen, etwa 10–15 Sekunden die Spannung halten und locker lassen, sich dabei nur auf das Gefühl der An-/Entspannung konzentrieren.
2. Stirn in Falten ziehen und locker lassen.
3. Zähne mehrmals ganz fest aufeinander pressen und langsam locker lassen.
4. Tief ein- und ausatmen.
5. Arme angewinkelt auf die Oberschenkel stützen und Kopf locker nach vorne fallen lassen.
6. Augen schließen und bereit sein, Abstand zum Tag und zu Schwierigkeiten über die Gedankenebene zu gewinnen. Dabei helfen die sog. konzentrative Vorstellung (angenehme Fantasiebilder zur Vertiefung kommen lassen) und die konzentrative Einstellung auf Ruhe (Ruhe, gelöst, entspannt; die Ruhe tönt, klingt, schwingt). Formulieren Sie einen knappen, positiven, gegenwartsnahen und direkten Vorsatz, z. B. ich schaffe es, ruhig konzentriert. Bleiben Sie in Ruhestellung, wiederholen Sie den Vorsatz. Winkeln Sie die Arme an, strecken Sie sich, und Sie fühlen sich wieder frisch (diese Übungen wurden von *S. Vogelsang* und *T. Plesnicar* aus Düsseldorf zusammengestellt).

Wirbelsäule im Alltag

Richtiges Liegen, das richtige Bett

Die Prinzessin auf der Erbse, eine bekannte Märchenfigur, war so sensibel, daß sie eine Erbse durch mehrere aufeinander gestapelte Matratzen hindurch spürte. Für viele Mitbürger wird das Liegen zur Qual, und keine Matratze der Welt ist gut genug, die nächtlichen Rücken- und Kreuzschmerzen zu lindern. Das alte Sprichwort: „Wie man sich bettet, so liegt man", trifft für den Kreuzschmerzgeplagten nicht zu. Treffender wäre folgendes Sprichwort: „Wie man am Tage mit seiner Wirbelsäule umgeht, so liegt man!"

Bis zu einem gewissen Alter ist es dem Körper ziemlich „wurscht", in welcher „Falle" er nächtigt. Wenn man jung ist, schläft man auf einem harten Bett so gut wie im weichen Gras. Nach eigenen Erfahrungen beginnt man mit 40 Jahren, den Urlaub nach dem Bett auszusuchen. Man meidet Französische Betten, nimmt nach Italien seinen eigenen Lattenrost mit oder läßt in einzelnen Landgasthäusern Deutschlands Sperrholzwände oder Türen unter die Matratze legen. Betten- und Matratzenfirmen sollen einem beistehen, den ersehnten gesunden Schlaf wiederzufinden. Der Arzt wird gefragt, welches Bett man sich kaufen soll. Die tagsüber von der Bewegungsarmut und Monotomie verspannte Muskulatur wird nachts noch weniger bewegt. Die verspannte Muskulatur läßt keine ausreichende Durchblutung zu, die Schlakkenstoffe werden nicht aus der Muskulatur abtransportiert, die Spannung löst sich nicht über Nacht. Der Muskel schreit nach einiger Ruhezeit nach Sauerstoff und wälzt den Menschen unruhig von der einen auf die andere Seite. Der Blutdruck sinkt zu allem Übel nachts noch etwas ab, so daß dadurch die Durchblutung der Muskulatur noch schlechter wird. Nach kurzzeitigen schlafwandlerischen Spaziergängen gibt die verspannte Muskulatur für kurze Zeit Ruhe. Das Spielchen wiederholt sich nachts häufiger. Nachts

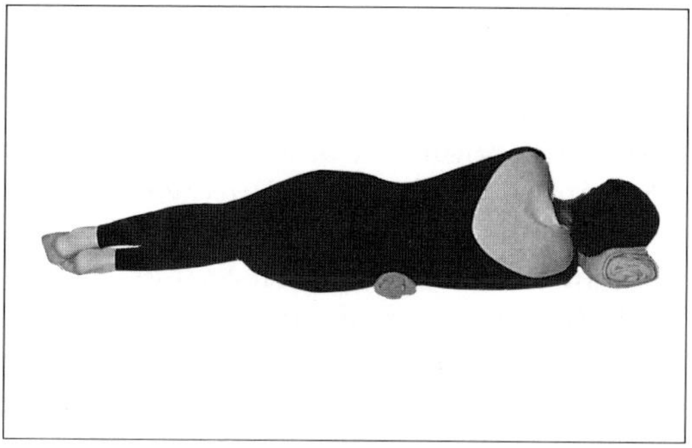

Abb. 40 Richtiges Liegen (Profilunterstützung).

geht „das Rheuma“ um. Lattenroste mit durch den Computer errechneten Federungswerten, Matratzen aus Schaumgummi mit Rippen und Federn und mit anderen Raffinessen sollen den ruhelosen, geplagten Körper sanft betten. Auf dem Wasserbett schwimmend oder auf dem schwingenden Bett liegend soll der Geplagte in den Schlaf geschaukelt werden.
Aber alle auch noch so ausgeklügelten Gerätschaften und Versuche werden es nicht schaffen, den Hilfeschrei der tagsüber gequälten Muskulatur nach mehr Pflege vor dem Zubettgehen zu unterdrücken. Der Großteil der Rückenbeschwerden würde verschwinden, wenn auf dem Tagesplan am Abend statt Fernsehen ein wärmendes Bad, Badewannengymnastik, Dehnübungen unter der heißen Dusche stattfinden würden. Ein Abendspaziergang könnte auch dem Körper helfen „von innen“ zu entspannen.

Dennoch ist es wichtig, wie man seinen Körper lagert. Wie beim Stehen und Sitzen gilt auch hier beim Liegen: bewahre die physiologische Form der Wirbelsäule in Rücken- und in Seitenlage. D. h., Becken- und Schultergürtel dürfen als hervorragende Teile in der Seitenlage nicht in der Liegefläche versinken, damit die Wirbelsäule gerade bleibt. In der Rückenlage muß die Auflagefläche im Bereich des Gesäßes, Schultergürtels und Hinterkopfes nachgeben, so daß dadurch die normale Lordose (Sattelung der Lendenwirbelsäule), Kyphose (Krümmung der Brustwirbelsäule) und Lordose der Halswirbelsäule erhalten bleibt. Wenn unter dem Kniegelenk, „Kreuz" und im Nacken ein Kissen oder eine Rolle zu liegen kommt, so ist der Körper optimal unterstützt und entlastet seine Muskeln (Abb. 40). Auch in Seitenlage wird die Wirbelsäule durch eine Rolle in der Taille unterstützt und hängt nicht durch wie eine Hängebrücke. Der Hals und der Kopf sollen so gelagert sein, daß der Hals in keiner Richtung abknickt. In Seitenlage reicht ein Kissen von Schulterhöhe, in Rückenlage kann dieses kleine Kissen unwillkürlich in den Nacken geschoben werden. Es erweist sich als vorteilhaft, mit mehreren Kissen ins Bett zu gehen, da diese instinktiv dort hingeschoben werden, wo sie benötigt werden, z. B. zur Unterstützung der Kniegelenke, der Unterarme usw. Ob Wasserbetten helfen? In gewissen Lebenssituationen werden sie zumindest eine Abwechslung bieten.

Richtiges Aufstehen

Der Unterschied zwischen einem „guten" Schläfer und einem „schlechten" Schläfer besteht darin, daß der „gute" Schläfer sich nach der schönen Nacht räkelt, dehnt und streckt (Abb. 41). Der „schlechte" Schläfer verläßt das Bett fluchtartig, denn jede Minute länger im Bett wird für ihn zur Qual.
Wie kann ein Tag schon gut beginnen, wenn er mit Aufstehen anfängt! Der „schlechte" Schläfer sollte sich zumindest an diese guten Zeiten, die er selbst in früheren Jahren hatte, wieder erinnern, er soll sich ein Beispiel an Hund und Katze nehmen, die sich

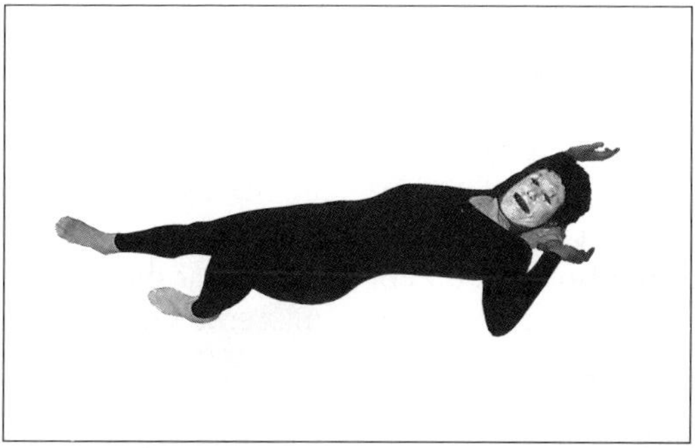

Abb. 41 Räkeln nach dem Aufstehen.

mit Genuß räkeln, strecken, buckeln, bevor sie ihren Hunde- bzw. Katzenalltag antreten. Das Dehnen und Räkeln hat den Sinn, daß man die über Nacht veränderte Muskelspannung wieder auf den Arbeitstonus bringt. Der „gute“ Schläfer, dessen Muskeln in der Nacht erschlafft waren, tonisiert so seine Muskeln. Der „schlechte“ Schläfer, dessen Muskeln in der Nacht keine Entspannungsmöglichkeiten hatten, beginnt am besten schon am frühen Morgen mit der heilenden Muskeldehnung. Denn durch Dehnung lassen sich verspannte Muskeln am ehesten auf Normalspannungszustand bringen. Dehnungsübungen unter der heißen Dusche vor dem Frühstück sind wohltuend. Dabei soll besonders die verspannte Nackenmuskulatur berücksichtigt werden.
Das Sicherheben soll zwar keine Zeremonie wie bei Ludwig XIV. werden, aber ein eingespieltes Ritual erzieht schon am frühen Morgen zum richtigen Umgang mit der Wirbelsäule. Keineswegs muß sich der noch etwas steife und verspannte Rücken über das Waschbecken bücken, denn durch Abspreizung der Beine läßt sich der Oberkörper stabilisiert aus den Hüftgelenken nach vorne neigen und durch eine Hand bzw. durch den aufgestützten Unter-

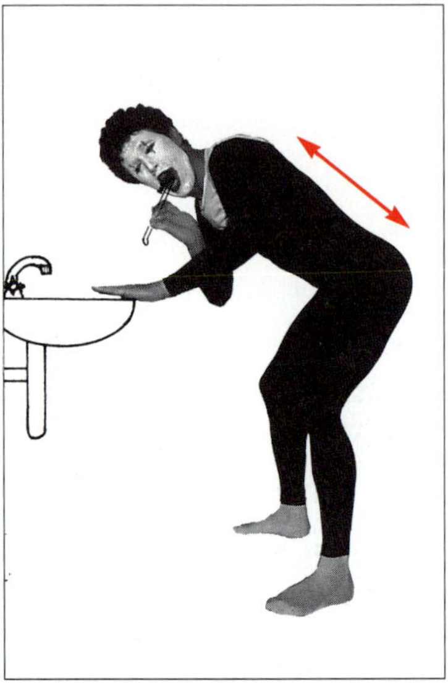

Abb. 42 Richtige Haltung beim Zähneputzen.

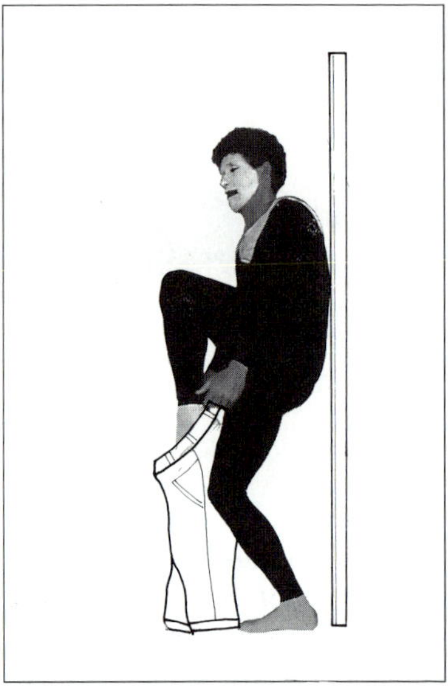

Abb. 43 Entlastung des Rückens beim Anziehen.

arm abstützen (Abb. 42). Diese Übung ist entlastend für die Wirbelsäule, Gymnastik für die Hüften. Auch auf dem Hocker sitzend kann man sich das Gesicht waschen.

Beim Anziehen kann der Rücken durch die Schrankwand abgestützt werden, so daß freigewordene Arme das In-den-Rock- bzw. In-die Hose-Schlüpfen leicht ermöglichen (Abb. 43).

Beim Anziehen der Schuhe ist die Hocke günstiger als die weit nach vorne gebückte Haltung (Abb. 44). Leider gibt es noch keine

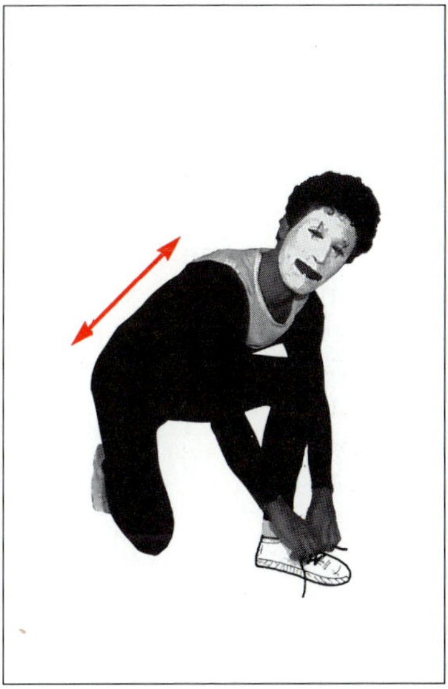

Abb. 44 Richtige Haltung beim Schuhe anziehen.

Zeitungsständer in Form eines Notenständers, der am Frühstückstisch das Zeitunglesen erleichtert. Vielleicht kann man sich einigen, daß jeden Tag ein anderes Familienmitglied „aus der Zeitung liest".

Erleichterungen im Haushalt – Verhaltensweisen und Tätigkeiten

Kaum eine Tätigkeit ist so vielfältig wie die der Hausfrau. Dennoch klagen sehr viele Hausfrauen über Beschwerden am Bewegungs- und Haltungsapparat, an Gelenken und Wirbelsäule.

Betriebsbegehung im Haushalt

Würde man regelmäßig in einem Haushalt eine „Betriebsbegehung" machen, so würde der Inspizient auf vielerlei Mängel stoßen. Am ehesten die Einrichtung der Küche, die zumeist nicht auf die Körpermaße der Hausfrau „zugeschneidert" ist. So befindet sich der Kühlschrank nach wie vor in den unteren Etagen der Schrankwand, so daß sich die Hausfrau bücken muß, wenn sie etwas aus dem Kühlschrank holen will. Besser wäre es, diese Geräte (Kühlschrank, Infrarotgrill u. a.) oberhalb der Arbeitsplatte anzubringen.

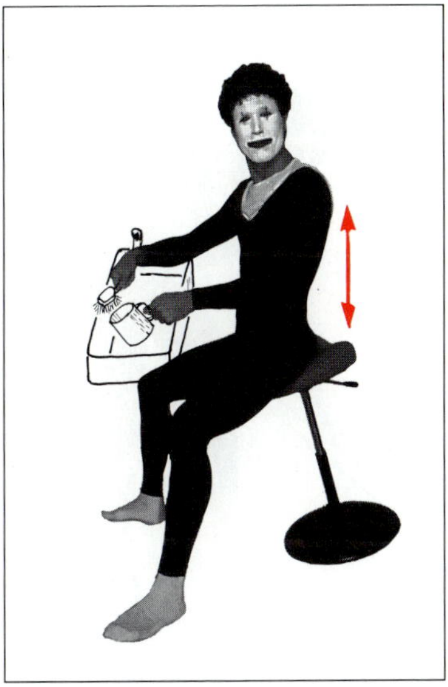

Abb. 45 **Richtige Haltung beim Abspülen.**

Steh-Sitz-Hilfe

Vor jede Spüle und vor jeden Arbeitstisch gehört eine Steh-Sitz-Hilfe, die nach dem Prinzip eines Stehaufmännchens sich leicht in alle Richtungen neigen läßt (Pendelstuhl). Durch diese Steh-Sitz-Hilfe und durch Stabilisierung der Extremitäten über Kniekontakt am Spültisch wird die Wirbelsäule erheblich entlastet (Abb. 45). Auch eine Fußleiste, auf der man die Füße wechselweise etwa in 10 Zentimeter Höhe abstützen könnte, dient der Entlastung der Lendenwirbelsäule beim Stehen.

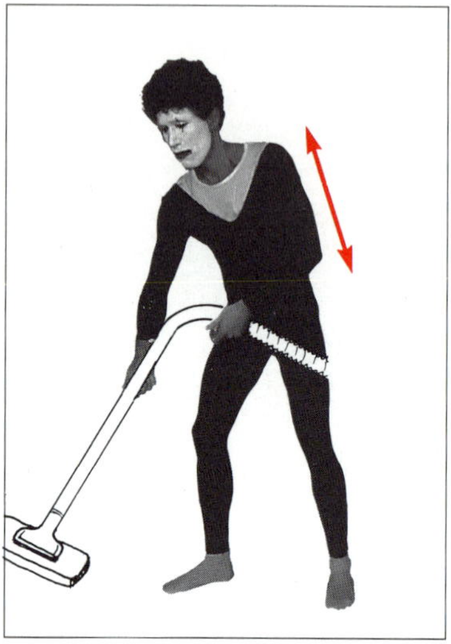

Abb. 46a Staubsaugen richtig.

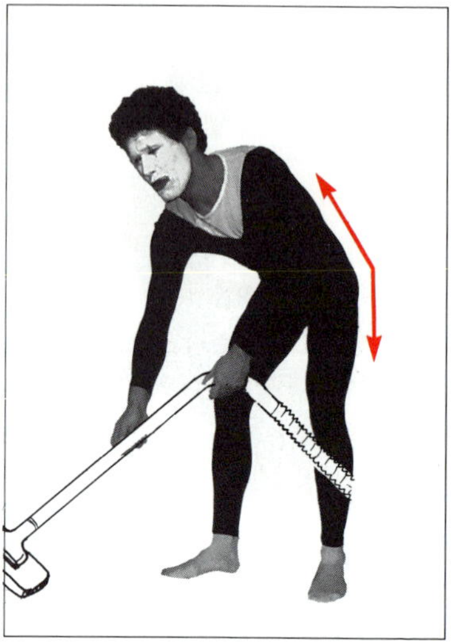

Abb. 46b Staubsaugen falsch.

Staubsaugen

Wie oft klagen Frauen über Rücken- und Kreuzschmerzen nach dem Staubsaugen! Ist der Staubsaugergriff zu kurz, so kann dies nur durch das Vorwärtsneigen des Oberkörpers kompensiert werden. Ist er dagegen lang genug, so bleibt der Oberkörper aufrecht (Abb. 46a und b). Die Beckenstabilisation und die Bewegung über Hüft- und Kniegelenke entlasten die Wirbelsäule optimal. Staubsauggeräte, die auf Rollen oder auf leicht rutschenden Kufen nachgezogen werden können, sind sicher solchen Geräten vorzuziehen, deren Gesamtlast am Staubsaugergriff selbst lastet. Wichtig ist auch, daß beim Staubsaugen keine Hub- oder Ziehkräfte notwendig werden, etwa durch Haftung der Bürsten am Teppich.

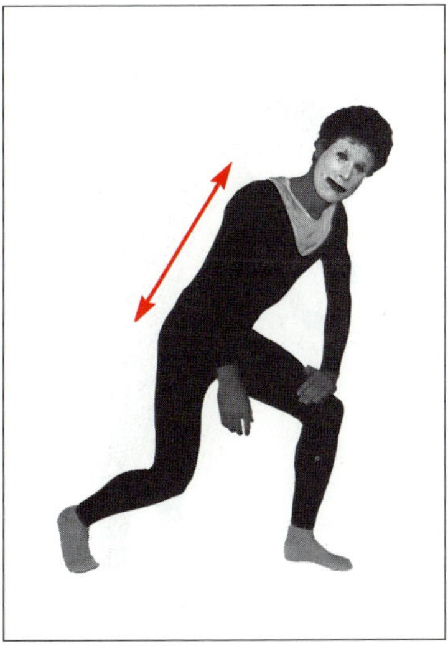

Abb. 47a Bücken richtig.

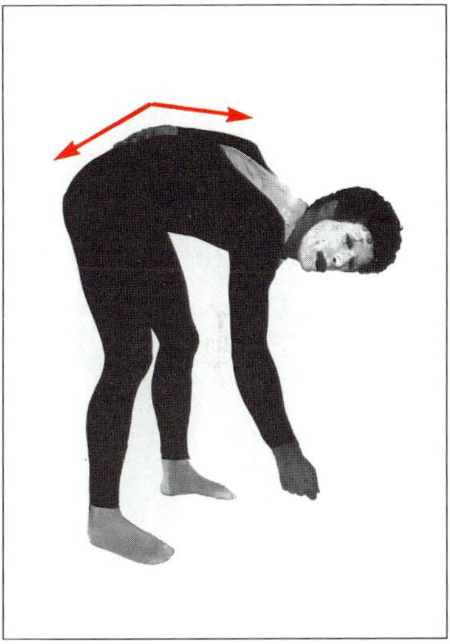

Abb. 47b Bücken falsch.

Bücken

Wie oft bückt man sich im Haushalt, ohne sich dabei was zu denken; erst beim Hochgehen schmerzt dann das Kreuz. Die Abstützung des Oberkörpers durch einen Arm und eine Hand, die sich am Oberschenkel, an einem Hocker oder an einem anderen Gegenstand aufstützen, schonen die Wirbelsäule (Abb. 47a und b). Das Ablegen des Oberkörpers auf den Oberschenkel bei rechtwinklig abgebeugtem Kniegelenk schient den Rumpf optimal.

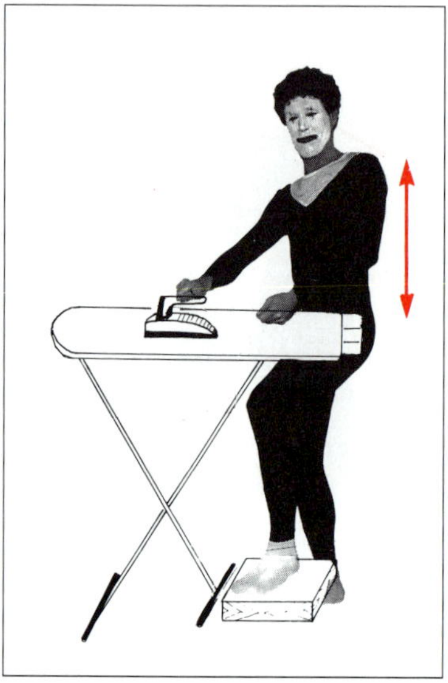

Abb. 48a Bügeln richtig.

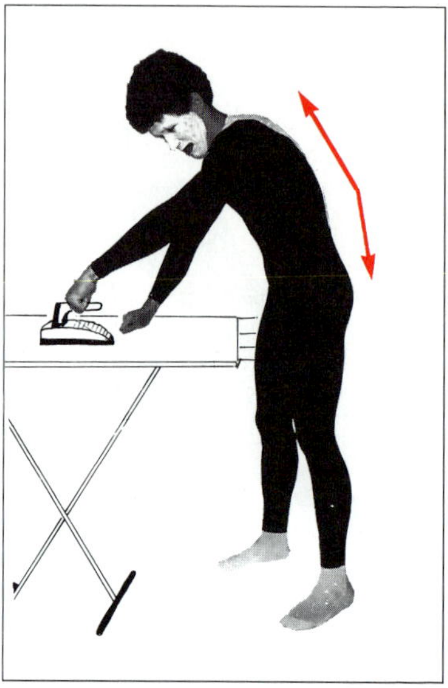

Abb. 48b Bügeln falsch.

Bügeln

Die neue Knittermode oder knitter- und faltenfreie Stoffe erleichtern der Hausfrau (selbstverständlich auch dem Hausmann) das mühsame Bügeln. Bügeln ist vor allem für den tätigen Arm vorwiegend isometrische Arbeit, das am Bügelarm hängende Bügeleisen belastet den Hebelarm. Der Kopf wird meist nach vorne geneigt, der Rücken gelegentlich nach vorne gebeugt (Abb. 48a und b). Nach einer Stunde Bügelarbeit in dieser Weise ist die Hausfrau „gerädert“.

Mein Vorschlag zum Bügeln: Bügeln Sie nicht alle Hemden und Bettücher auf einmal, also stundenlang, sondern unterbrechen Sie Ihre Arbeit immer wieder und bügeln Sie in kleineren „Zeitportionen“. Zwischen den Bügelarbeiten lassen sich vielerlei Dinge dynamischer Art im Haushalt erledigen, z. B. Teppichklopfen rechts- und linkshändig wechselnd. Vielleicht machen Sie auch dazwischen bei den vom Rundfunk angebotenen Ausgleichsübungen mit. Beim Bügeln kann man auch teilweise sitzen, man muß nicht unbedingt nach vorne gebeugt stehen. Schaffen Sie sich ein möglichst leichtes Bügeleisen an oder lassen Sie sich zu Weihnachten eine automatische Bügelmaschine schenken. Während des Bügelns beobachtet Sie selten jemand, wenn Sie Schulterkreisen üben, die Schultern hochziehen und fallenlassen, den Kopf nach links und nach rechts, nach vorne und nach hinten bewegen und damit die Halswirbelsäulenmuskulatur dehnen oder sich gar nach vorne bücken und die Schultern auslockern.

> Unser Motto: Benutze Dein Gehirn, Deine Hände, Beine und Füße, schone den Rücken!

Heben und Tragen von Kindern

Nach den Hebelgesetzen ist es für Ihren Rücken unbedeutend, ob Sie häufiger einen gefüllten Eimer oder Ihr einjähriges Kleinkind anheben müssen. Die Mütter der „Dritten Welt“ tragen Ihre Kinder ständig an sich, dabei beschreiben die Kinder eine „Kreisbahn um die Mutter herum“. Tragen Sie ihr Kleinkind also nie einseitig, denn hierdurch überlasten Sie Ihren gesamten Schulter-Arm-Bereich des Tragearms, Ihre Wirbelsäule biegt sich zur anderen

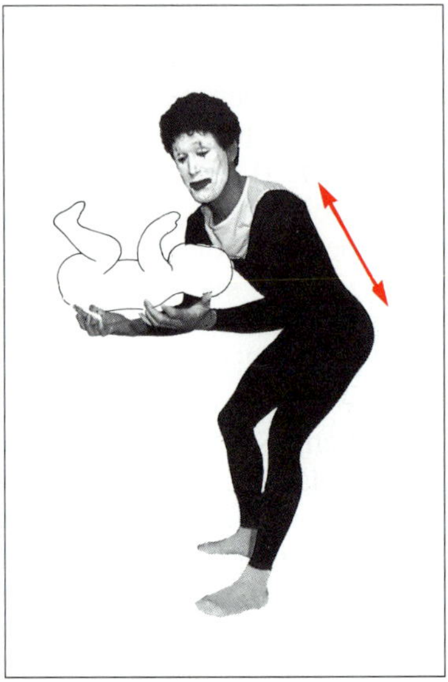

Abb. 49 Richtiges Heben von Kindern.

Seite aus, Muskelverspannungen sind zu erwarten (Abb. 49). Wenn Sie Ihr Kind wickeln, bedenken Sie, daß der Wickeltisch hoch genug ist, ein Brett über der Badewanne verlangt Ihrem Rücken allerhand Arbeit ab. Denken Sie daran, daß nach der Schwangerschaft Ihre Muskulatur ihr Muskelgleichgewicht noch nicht wieder erreicht hat, die Bauchmuskulatur ist zumeist schlaff, die Rückenmuskulatur nach der neunmonatigen Schwerarbeit noch nicht erholt (Bauchmuskeln kräftigen, Rückenmuskeln dehnen!).

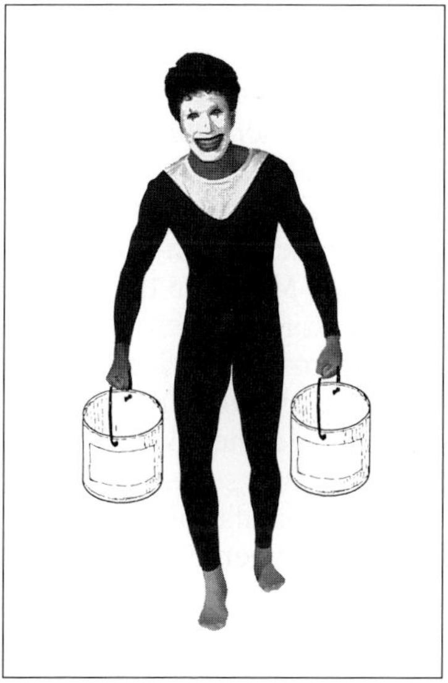

Abb. 50 Richtiges Tragen: gleichmäßiges Verteilen des Gewichts.

Regeneration des Rückens, Rückenentspannung

Gönnen Sie im Haushalt Ihrem Rücken kurze Ruhepausen, am besten in der Horizontallage mit Nacken-, Kreuz- und Knieunterstützung. Hören Sie dazu für 2 Minuten entspannende Musik.

Tragen der Einkaufstasche

Sehr häufig nehme ich meinen Patienten zu deren Erstaunen ihre Einkaufstasche aus den Händen und stelle sie wortlos auf meine Waage. Nicht selten sind es 4, 5, 6 und mehr Kilogramm, die die

Hausfrauen einseitig tragend mit sich herumschleppen. Die Gesamtlast Arm und Tragetasche hängen über die Schultergürtelmuskulatur verbunden an der Halswirbelsäule, insbesondere, wenn durch die Fehlhaltung die Schultern nach vorne hängen. Dies kann der Halswirbelsäule und den Schultern nicht guttun.
Die Bergbauern nutzen früher und heute teilweise noch Kraxen, also Tragegestelle, mit denen sie schwerste Lasten auf ihrem Rücken zu ihrem Berghof schleppen. Junge Mädchen tragen modebewußt bunte Rucksäcke oder Rückentragetaschen. Nur die erwachsene Hausfrau geniert sich, mit einem Rucksack einkaufen zu gehen, obwohl dies für sie und ihren Rücken das Beste wäre. Beim Einkauf ist es besser, 2 Tragetaschen gleicher Größe mitzunehmen, so daß das Eingekaufte gewichtsmäßig seitengleich verteilt wird (Abb. 50). Noch besser ist ein Einkaufswägelchen, auf dem die Einkäufe mit Hilfe von Rollen vor sich hergeschoben oder hinter sich nachgezogen werden können.

Kopfpolster (Tragen von Lasten auf dem Kopf)

Ich erinnere mich noch gut, daß meine Großmutter noch in den 50er Jahren den mit dem Brotteig gefüllten Flechtkorb mit Hilfe eines Polsters auf dem Kopf trug. Ägypterinnen schleppen heute noch 20–30 Liter Wasser allabendlich vom Nil zu ihren Häusern, ohne dabei auch nur einen Tropfen Wasser zu verschütten. Ob in Bali oder bei dem afrikanischen Stamm der Nubas: Lasten werden auf dem Kopf balanciert. Uns erstaunt die Anmut dieser Menschen, die schöne Haltung und die gleitende Bewegung. Was hält eine Hausfrau davon ab, in der Wohnung ein Kopfplaster aufzusetzen und schon der Körperhaltungsschule wegen einen Korb oder eine Holzschale zu tragen und zu balancieren. Solange die Hausfrau auf dem Kopf balanciert, wird sie sich in absolut korrekter bücken, sich hinsetzen, gehen und stehen. Eine einfachere Haltungsschulung und ein einfacheres Rückentraining kann man sich kaum mehr vorstellen. Es bleibt zu hoffen, daß die Hausfrauen sich mit diesem Kopfpolster wieder auf die Straße wagen. Alles ist nur eine Frage der Gewohnheit, in amerikanischen Supermärkten sieht man genügend Frauen mit Lockenwicklern im Haar, obwohl hier der gesundheitserzieherische Effekt nicht erkannt werden kann.

Rücken und Arbeit

Arbeitsmonotonie – Überlastung – Unterforderung

Über die Humanität am Arbeitsplatz wird viel geredet, bislang jedoch noch zu wenig getan. Der arbeitende Mensch ist an seinem Arbeitsplatz sehr häufig von feindlicher Umwelt umgeben. Sein Blutdruck steigt durch übermäßigen Lärm, seine Augen werden durch schlechte Lichtverhältnisse geschädigt, die Luft, die er einatmet, ist oft durch giftige Gase, übelriechende Chemikalien, ätzende Dämpfe „verseucht". Seine Temperaturregulation wird durch verstärkte Hitze, feuchte Kälte oder durch Zugluft strapaziert, er vereinsamt durch neue Technologien, wie den Computer, der für ihn der einzige Dialogpartner ist. Akkordarbeiten und Tätigkeiten mit hoher Konzentrationsanforderung, Schichtdienst zerstören das Gleichgewicht seines vegetativen Nervensystems. Die Monotonie der Bewegungsabläufe am Arbeitsplatz ruiniert nicht nur seinen Geist, sondern auch seinen Körper.

Jede einseitige monotone Bewegung am Arbeitsplatz ist inhuman. Es ist inhuman, wenn man einen Lokomotivführer in seinem Lokführerstand alleine läßt, wenn er mit 200 Stundenkilometern durch Nacht und Nebel rast, wenn er durch die Technik an seinen Arbeitsplatz gefesselt ist (ständiger Druck und Bedienung von Sicherheitspedalen, ständige Geradeausrichtung des Blickes). Es ist inhuman, eine Fließbandarbeiterin am Tag 2000-3000mal nach links bücken zu lassen, um vom Boden einen 2-3 Kilogramm schweren Gegenstand auf den Tisch oder auf das Band zu heben. Es ist inhuman, wenn eine Büglerin 8 Stunden am Bügelautomaten auf ihrem Standbein steht, mit dem Spielbein das Dampfventil bedient und 8 Stunden lang die Wäschestücke zwischen die Bügelwalzen schiebt. Es ist sträflich, wenn man einen Datensachbearbeiter 8 Stunden lang pausenlos ohne Bewegungsmöglichkeiten vor den Computer setzt. Nicht umsonst klagen Kassiererinnen über Nacken-, Kopf- und Schulter-Arm-Schmerzen, da sie zumeist nur rechtshändig tippen und linkshändig schieben. Es ist gedankenlos, wenn die Kassiererin in die Kasse tippt, ohne daß sie dabei durch irgendeine Unterlage den Unterarm unterstützt.

Arbeitsplatzbegehung und -sanierung

In jedem Betrieb sollten Betriebsbegehungen stattfinden, die sämtliche Arbeitsplätze auf funktionellen Arbeitslauf hin untersuchen. Durch kleine Veränderungen lassen sich sehr häufig große Erfolge erzielen. Möbelpacker würden nur sehr wenige Umzüge zuwege bringen, wenn sie nicht kontinuierlich die Hebe- und Tragebänder benutzen würden.

Richtiges Heben und Tragen

Zu einem Verhebetrauma, zu einer Schädigung der Wirbelsäule durch ein schnelles Anheben eines Gegenstandes, kommt es eigentlich nur, wenn der Betroffene zuvor sein Gehirn nicht benutzt, sondern gedankenlos versucht, den Gegenstand hochzureißen. Bei Osteoporose der Wirbelsäule, also Entkalkung der tragenden Strukturen des Wirbelkörpers, kann es bei einem solchen Vorgang zu einem spontanen Zusammenbrechen eines Wirbelkörpers kommen, derartige Kräfte werden bei solchen Kraftakten entwickelt.

Anheben eines Gegenstandes

Beim Anheben eines Gegenstandes gelten folgende wichtige Regeln: Der Gegenstand muß so nah wie möglich an den Körper

herangebracht werden (Verkürzung des Hebels). Wenn ich dem Gegenstand entgegengehe, so ist der Weg, über den ich diesen Gegenstand anheben muß, entsprechend verkürzt. Das Anheben darf niemals aus dem Kreuz heraus erfolgen, sondern aus den großen Gelenken, vor allem aus den Kniegelenken. Bevor ich anhebe, soll ich die Muskeln auf einen Arbeitstonus, d. h. auf diese Spannung bringen, die dann zum Anheben des Gegenstandes befähigt.
Das Anheben soll niemals ruckartig erfolgen, sondern, wenn der Gegenstand sich vom Boden gelöst hat, kontinuierlich, wobei sich der Gegenstand niemals weit vom Körper weg entfernen soll (z. B. Gewichtheber: Dieser geht leicht in die Kniebeuge, stabilisiert die Lenden-Becken-Hüft-Region, vollzieht gedanklich den Hebevorgang vor dem Anheben [=mentales Training], hebt dann den Gegenstand in einer kontinuierlichen Bewegung vom Boden ab, bis er das Gewicht umsetzen kann; dann bewegt er sich unter das Gewicht und hebt es weitgehend dem Lot genähert aus den Kniegelenken und Hüftgelenke bis zur Streckung der Arme).

Heben eines Gegenstandes auf den Schrank

Hebe ich einen Gegenstand vom Boden auf, um ihn z. B. auf einen Schrank zu stellen, so läuft – wenn es richtig durchgeführt ist – folgendes Bewegungsmuster ab (Abb. 51a-f): Heranziehen des Gewichtes an den Körper (Verkürzung des Hebelarmes) am besten zwischen die abgespreizten und leicht gebeugten Kniegelenke (Verkürzung des Hebels); Stabilisierung der Lendenwirbelsäule durch gleichzeitiges Anspannung der Bauch- und Rückenmuskulatur; der Oberkörper ist in der Vorbeuge, die Achse dafür ist die Hüftgelenksachse; Anspannen sämtlicher Muskeln, der Arme, Beine und des Rumpfes; Strecken der Kniegelenke und Anheben

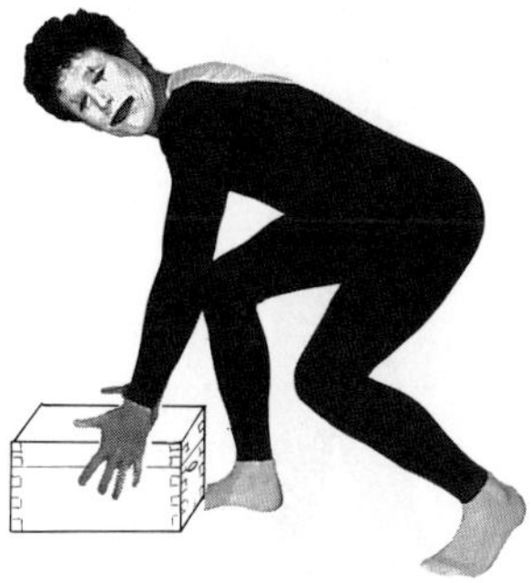

Abb. 51a

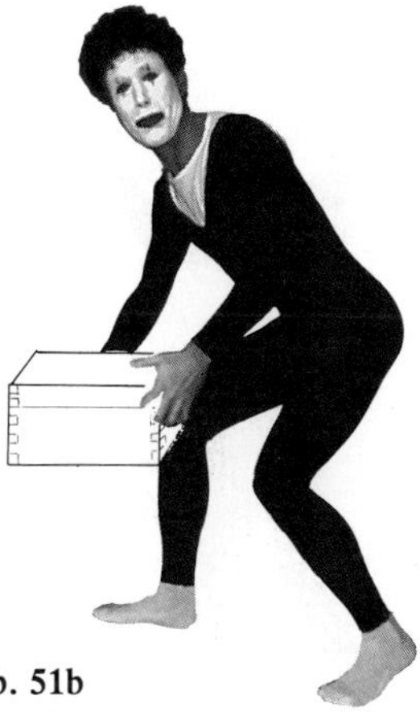

Abb. 51b

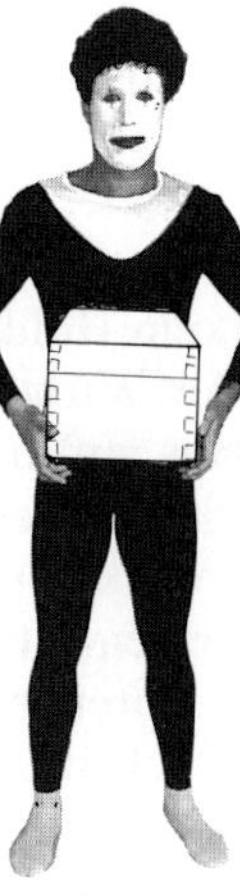

Abb. 51c

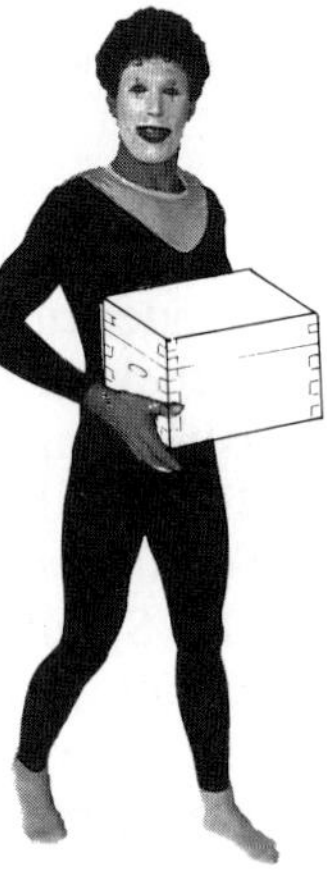

Abb. 51d

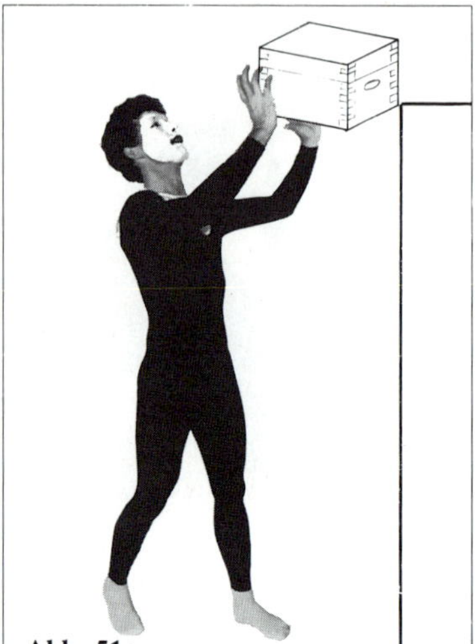
Abb. 51e

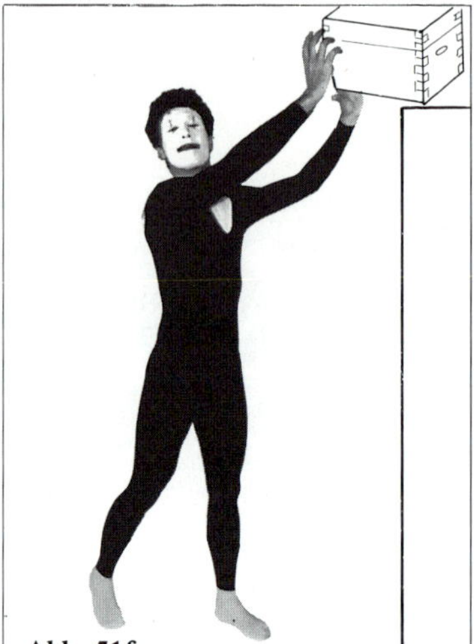
Abb. 51f

Abb. 51a–f Bewegungsablauf beim Anheben eines Gegenstandes auf den Schrank.

des Gegenstandes bis vor das Becken, dabei kein Hohlkreuz und keinen Rundrücken, sondern Mittelstellung der Wirbelsäule und des Beckens; Verlagerung des Körpergewichtes auf dieses Bein, das in der Richtung liegt, wohin der Gegenstand abgesetzt werden soll; nach Stabilisierung von Knie- und Hüftgelenk des Standbeines Lösen des Spielbeines vom Boden. Mit festem Stand beider Füße in leichter Außendrehstellung bei abgespreizten Beinen, leichter Kniebeuge beidseits, stabilisiertem Becken und stabilisierter Lendenwirbelsäule wird der Gegenstand lotnah über Kopfhöhe angehoben und auf dem Schrank abgesetzt. Wie man sieht, ist dies Aufheben und Absetzen ein sehr komplizierter Vorgang, der nur durch ständiges Einüben in korrekter Weise durchgeführt werden kann.

Mensch und Maschine

Im Betrieb kann man sich das Anheben durch Maschinen erheblich erleichtern. So gibt es Palettenstapler, die hydraulisch höhenverstellbar sind, so daß die Hebehöhe jeweils optimal eingestellt werden kann. Befindet sich der auf der Palette abgestellte zu bewegende Gegenstand in Höhe des Beckens, so kann er in der korrekten Ebene zum Körper herangezogen werden, ohne daß dabei große Hebelkräfte auf die Wirbelsäule einwirken müssen. Noch leichter läßt sich der Gegenstand zum Körper heranrollen als heranziehen. Es gibt genügend technische Möglichkeiten, um hier Hebelarme und Hebeweg günstig zu gestalten.
Bei der Arbeit an feststehenden Maschinen sind die Bewegungsabläufe, die der Mensch durchzuführen hat, durch den Bau der Maschine vorgegeben. Bereits beim Bau der Maschine sollten menschliche Baumaße unbedingt berücksichtigt werden. Nicht selten befindet sich die Bedienungskurbel zur Höhenverstellung des Bohrers so weit unten an der Maschine, daß der Bedienende die Höhenverstellung nur in weiter Vorbeuge betätigen kann. Muß er nun gleichzeitig sein Werkstück unter dem Bohrer beobachten, so kann er dadurch in eine höchst ungünstige Körperposition gebracht werden.
Jeder Aufkäufer derartiger Maschinen sollte zuerst an der gewünschten Maschine Probearbeiten durchführen und sollte nicht nur auf den Prüfstempel Wert legen. Der Mensch ist kein Roboter. Roboter lassen sich in beliebiger Weise bauen und einstellen. Robotermaschinen passen sich an Maschinen leichter an als der Mensch.

Fahrersitze

Für viele Erwerbstätige ist der PKW- oder LKW-Fahrersitz sozusagen „die zweite Heimat". Nicht selten werden bis zu 100 000 Kilometer pro Jahr gefahren, d. h. gesessen. Es mag wohl an der Mentalität der Japaner liegen oder an der Verschlafenheit deutscher Autohersteller, daß bis auf wenige rühmliche Ausnahmen deutsche PKWs und LKWs keine optimalen Fahrersitze anbieten. Selbst „Nobelklassen" lassen sich für orthopädisch gestaltete Sitze erhebliche Aufpreise bezahlen.
Japanische Autos haben die Lenden-Kreuz-Stütze selbst in ihren billigsten Autos anzubieten, bei uns zahlen immer noch die Krankenkassen die fast nicht zu bewältigenden Kosten, die durch Kreuzschmerzen entstehen, die eigentlich nicht sein müßten. Ähnlich verhält es sich mit den Schuhherstellern und den Krankenkassen. Früher übernahmen noch die Schuhhersteller die formgerechte Bettung des Fußes im Schuh, heute zahlen die Krankenkassen zwischen 80 und 120 DM für die Einlagen.

Wie soll ein Autositz gestaltet sein?

Kreuzstütze

Am wichtigsten ist die Lenden-Kreuz-Stütze, die individuell dem Einzelrücken anmodellierbar sein muß (Krümmung und Sattelung der Lendenwirbelsäule dort, wo sie physiologisch sein soll). Die Stütze benötigt nicht so sehr die Wirbelsäule, sondern vor allem das Kreuzbein und der obere Beckenrand. Der Sitz muß so unterpolstert sein, daß sich kein Hohlkreuz, aber auch kein Rundrücken ausbilden können. Das richtige Sitzgefühl können Sie sich verschaffen, wenn Sie Ihren Unterarm, etwa in Höhe des Hosen- oder

Rockbundes, zwischen Kreuz und Sitz schieben. Wichtig ist, daß die Sitzbeinknorren sich in den Sitz „eingraben“, daß die Sitzfläche weitgehend rutschfest ist, so daß die beiden Sitzbeinknorren nicht nach vorne rutschen können und hierbei das Becken nach hinten abkippt (ein Klettverschluß am Hosenboden gäbe die beste Sicherung für korrektes Sitzen ab). Die Auflagefläche der Oberschenkel muß lang genug sein, der Kniekehlenbereich soll allerdings frei bleiben (Abb. 52a und b).

Rückenlehnenneigung

Das Gesäß rückt man ganz dicht an die Rückenlehne heran, dann stellt man die Lehne so ein, daß das Lenkrad mit leicht abgewinkelten Armen erreicht werden kann. Der Kopf muß man ohne große Muskelanspannung senkrecht halten können. Weiterhin ist zu beachten: Der Bauchbereich darf auf keinen Fall eingeengt werden. Zur Kontrolle der Einstellung mit der rechten Hand in Position „5 Minuten vor 12“ ans Lenkrad fassen und prüfen, ob mit der rechten Schulter die Schulterunterstützung noch zu spüren ist. Der Sitz soll nicht zu weit nach hinten geneigt sein, sonst ist man selbst geneigt, den Kopf nach vorne zu strecken und hierdurch die Nackenmuskeln ungünstig zu verspannen.
Die Stütze wird (wenn vorhanden) an die Schulter-Nacken-Partie herangeführt, bis ein leichter Auflagedruck erreicht ist. Keinesfalls darf die Schulterstütze den Rücken in Rundform zwängen.

Nackenstütze

Fast sämtliche Sitze, die ich kenne, haben keine gute Abstützung des Nackens, die dort wirklich zur Entlastung führt, ohne zum

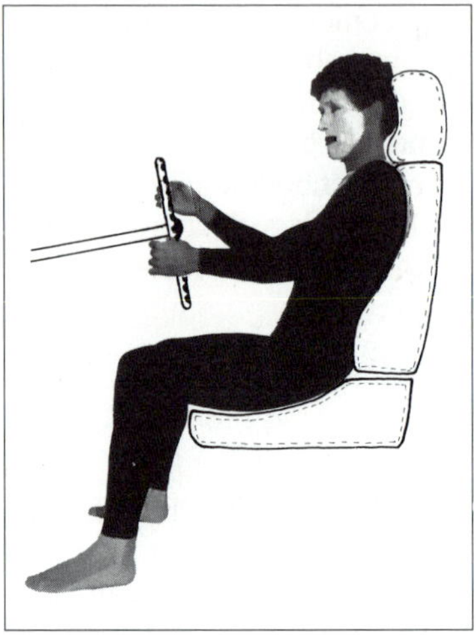

Abb. 52a Richtige Haltung beim Autofahren.

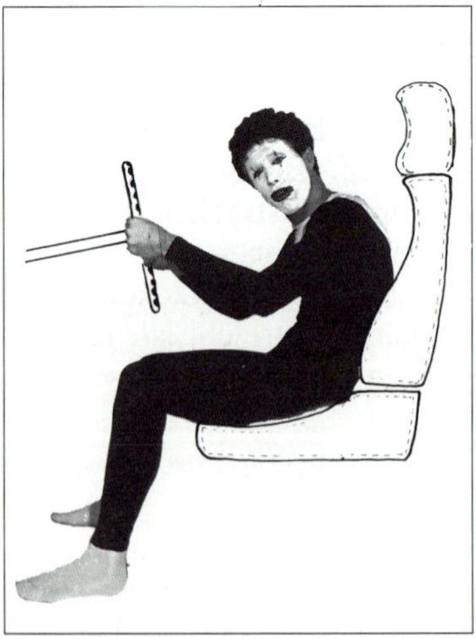

Abb. 52b Falsche Haltung beim Autofahren.

Einschlafen zu verleiten. Man sieht solche Nackenstützen bei Rallye- und Rennfahrern sowie Astronauten an korrekter Stelle, nämlich dort, wo man sich instinktiv eine Rolle in den Nacken schieben würde. Die Anpassung der Nacken- und Kopfstütze an die gegebene Nacken- und Kopfform ermöglicht dann auch zwischendurch eine isometrische Anspannungsgymnastik, in dem man Kopf und Hals gegen die Stütze preßt. In Folge unterschiedlicher Größenverhältnisse der Autofahrer ist diese optimale Anpassung selbstverständlich schwierig, doch wird dieses technische Problem noch zu bewerkstelligen sein.

Sitzhöhe

Der Sitz wird so eingestellt, daß der Fahrer das bestmögliche Sichtfeld nach allen Seiten des Fahrzeugs hat. Kein „Langer" soll den Nacken einziehen müssen und kein „Kurzer" soll ihn beim Autofahren andauernd strecken müssen, denn beides führt mit der Zeit zu Beschwerden.

Armauflage

Die längst fällige Armauflage an der richtigen Stelle, am besten individuell höhenverstellbar, läßt wohl noch lange auf sich warten. Die Armstütze an den Seitentüren ist bei keinem Auto, das ich kenne, höhenverstellbar, dem Autofahrer anpaßbar. Dies hat zur Folge, daß der linke Ellenbogen suchend zwischen Unterkante des Fensters und Ellenbogenstütze umherirrt, daß sich aber hierbei die gesamte obere Brustwirbelsäule verschiebt und verspannt. Ein sogenanntes Schulter-Arm-Syndrom ist so bei längeren und häufigeren Fahrten vorprogrammiert.

Verstellbares Lenkrad

Einzelne amerikanische und japanische Wagen bieten ein „flexibles Lenkrad“, das so weit abgesenkt werden kann, daß die Arme locker in den Schultern hängen und das Lenkrad mit den horizontal geführten Unterarmen und Händen anstrengungsfrei gehalten werden kann.

Sicherheitsgurt

Der Sicherheitsgurt böte dann noch eine zusätzliche Haltungsstabilität, wenn er wie bei den Piloten mit Fixationspunkten versehen wäre, also nicht diagonal über den Körper, sondern eher über die Schultern, wie die Hosenträger, getragen würde. Der Beckengurt sichert zusätzlich das Becken.

Bewegungspause

Trotz bester Autositze bleibt die Bewegungspause, d. h. die Pause für die Bewegung, unentbehrlich. Die Rundfunksender, die wie Bayern 3 den Autofahrer während der Fahrt ansprechen, möchte ich auffordern, neben ihren Durchsagen über die Verkehrslage Gymnastikprogramme anzubieten. Diese sollen während der Fahrt Schultern und Nacken lockern und die an Parkplätzen stehenden Fahrer mit Musik zur „Rastplatz-Gymnastik“ anhalten.

> Der Stau ist halb so öde, wenn er durch Fahrer- und Beifahrergymnastik unterbrochen wird. „Stau-Gymnastik“ entspannt!

Behindertengerechtes Sitzen im Auto

Von den fast 2,8 Millionen Behinderten in Deutschland (Bandscheibenoperierte oder Rückenleidende sind hierbei nicht berücksichtigt), müssen 38 % (= 1,1 Millionen!) aus beruflichen Gründen Auto fahren. Sie benötigen entweder zur Ausübung Ihres Berufs ein Kraftfahrzeug oder müssen zur Erreichung Ihres Arbeitsplatzes das Auto benützen, da keine öffentlichen Verkehrsmittel zur Verfügung stehen oder diese aufgrund der Behinderung nicht mehr benützt werden können. Die richtige Gestaltung des Autositzes ist also nicht nur im Sinne der Prävention zum Erhalt der Gesundheit, sondern auch im Sinne der sogenannten „Tertiärprävention“ – wenn man schon ein Leiden, z. B. Rückenleiden oder andere Behinderung, hat, so sollte man dieses Handicap optimal bewältigen können – wichtig.

Wenn der Autositz zum Arbeitsplatz wird, so ist vor Antritt dieser Beschäftigung eine „Gesundheitsuntersuchung“ erforderlich, da die Wirbelsäule dann zu den am meisten strapazierten Organen wird. Ist die Wirbelsäule „in Schuß“, sind weniger Probleme zu erwarten als bei einer gekrümmten Wirbelsäule.

Mit der Gesundheitsuntersuchung oder auch der Feststellung der Behinderung können Gesetzmäßigkeiten erkannt werden und bei der Ausgestaltung des Sitzes und seiner Funktion berücksichtigt werden (nach 27a). Es erwies sich weiterhin als sehr sinnvoll, bei den Behinderungen festzulegen, ob sie der Kategorie „mobil“, „steif“ und „fehlende Gliedmaßen“ zuzuordnen sind. Mobile Behinderungen benötigen eine Stützung durch Profiländerung des Sitzes, steife Behinderungen benötigen Raum durch Veränderung der Ebenen von Sitz und Lehne.

Fast jede Behinderung kann mit bestimmten Schaumstoffteilen kompensiert werden. 2/3 der getesteten Patienten litten an Wirbelsäulenerkrankungen, etwa 1/3 an Behinderungen der unteren Extremitäten, vorwiegend der Hüftgelenke, aber auch der Kniegelenke.

Wirbelsäule

Wenn ein Autofahrer etwa in Folge seiner seitlichen Wirbelsäulenverbiegung (Skoliose) oder eines einseitigen Gliedverlustes asymmetrisch sitzt, muß diese Asymmetrie durch eine entsprechende Veränderung des Sitzes ausgeglichen werden, damit die Sitzhaltung soweit wie möglich der symmetrischen Sitzhaltung angenähert werden kann. Einschränkung in der Beweglichkeit eines Gelenkes führen in der Regel dazu, daß die benachbarten Gelenke durch vermehrte Beweglichkeit den Schaden kompensatorisch auszugleichen versuchen.
Seitliche Wölbungen sollen das Verrutschen auf Sitz und Lehne und dadurch bedingte muskuläre Zwangshaltungen verhindern. Die Rücklehne muß sich mehr der nach vorne gewölbten Krümmung der Lendenwirbelsäule anpassen. Wenn ein massiv fixierter Rundrücken vorliegt, dessen Scheitelpunkt der letzte Berührungspunkt der Wirbelsäule mit der Rückenlehne nach oben ist, rückt der Hinterkopf von der Kopfstütze um so weiter ab, je stärker der Rundrücken ausgeprägt und fixiert ist. Normalerweise sollte der Hinterkopf eine Handbreit vor der Kopfstütze stehen. Das ist schon deshalb notwendig, weil der Kopf eine gewisse Bewegungsfreiheit haben muß, wenn das Gesichtsfeld nicht eingeschränkt werden soll.

Hinweis: Diese letztere Erkenntnis deckt sich nicht mit meinen Vorstellungen: Bei der Lendenwirbelsäule gilt es als Selbstverständlich, daß ihre Form durch die entsprechende Stütze gewahrt wird. Das gleiche gilt meiner Ansicht nach auch für die Halswirbelsäule. Die Nackenstütze gehört in den Nacken. Die Anpassung des Schulter-Nacken-Teils sollte gleich sein wie bei Rallye-Fahrern oder Weltraum-Astronauten. Nur so kann gelegentlich der Nacken abgestützt werden und nur so kann zwischendurch eine isometrische Anspannungsübung durch Pressen des Kopfes und Halses gegen die Stütze durchgeführt werden. Das Blickfeld bleibt ausreichend nach links und rechts frei - man könnte ja auch die Nackenstütze nach links und rechts etwas abflachen und nur dort vorwulsten, wo sie auch Unterstützung leisten soll. Dies gilt besonders für Menschen,die Halswirbelsäulenbeschwerden haben.

Schmerzen in der Wirbelsäule treten vorzugsweise in den Teilen der Wirbelsäule auf, in denen die verschiedenen Krümmungen ineinander übergehen. Das sind die drei Übergänge von der Halswirbelsäule in die Brustwirbelsäule, von der Brustwirbelsäule in die Lendenwirbelsäule und von der Lendenwirbelsäule in das bereits zum Becken gehörende Kreuzbein. An diesen Stellen kommt es besonders leicht zu Schmerzen, die über einen Muskelhartspann im Laufe der Zeit zu einer fixierten oder teilfixierten Versteifung führen können. Aber auch über das biologische Maß hinaus bewegliche Segmente können Schmerzen hervorrufen.

Hinweis: Wenn Sie trotz der richtig angebrachten Kreuzstütze mit dem Gesäß weiter nach vorne rutschen und hierdurch die untere Lendenwirbelsäule abknickt, so können Sie trotz optimalen Sitzes nach kurzer Zeit auf Beschwerden warten.

Hüftgelenk

Das Hüftgelenk wird beim Sitzen am meisten verändert. Daher behindern Erkrankungen, die die Bewegungsmöglichkeit dieses

Gelenks schmerzhaft einschränken den Autofahrer besonders. Die Schmerzhaftigkeit hört erst auf, wenn das Gelenk entweder unter Versteifung abgeheilt oder entfernt ist. Man kann ein krankes Hüftgelenk operativ versteifen; heute wird jedoch gerade bei der Hüfte das Ersetzen durch ein künstliches Gelenk bevorzugt; ist diese nicht voll funktionsfähig, kann das Autofahren erheblich behindert sein. Differenzen der Beinlänge müssen beim Fahren ausgeglichen werden, wenn sie mehr als 5 cm betragen.

Beine

Nach Beinamputationen und Querschnittslähmung muß meist auf Handbedienung übergegangen werden, da die Stabilisierungsfähigkeit durch die Beine fehlt. Gerade hierfür muß der Autositz so gestaltet werden, daß trotz muskulärer Instabilität und Schiefhaltung eine stabile, symmetrische Sitzposition erreicht wird.

Modulautositz

Behinderungen werden folgendermaßen eingeteilt:
- Funktionelle Behinderungen, z. B. Lähmungen (das Körperteil ist zwar vorhanden, kann aber weder halten noch stützen noch sich bewegen)
- Strukturelle Behinderungen, z. B. anatomische Fehlform, die durch andere Körperabschnitte kompensiert wird, so daß nur dadurch die Halte-, Stütz- und Bewegungsfunktion erhalten bleibt
- Behinderungen durch Verlust eines Körperteils, z. B. Beinamputation (Massen- und Gewichtsverlust), verbunden mit einer funktionellen Behinderung

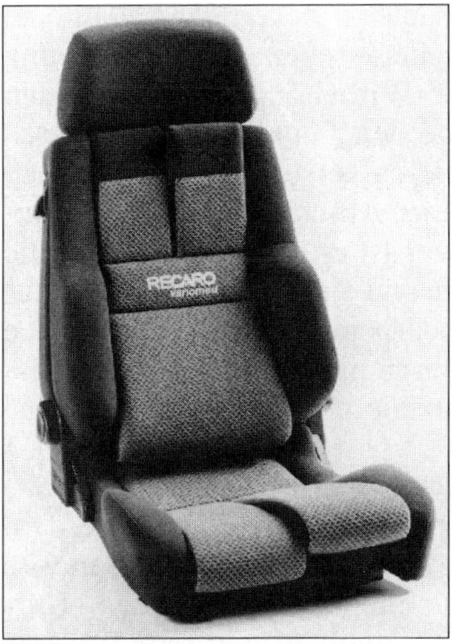

Abb. 53 RECARO Variomed: Spezieller Autositz für Behinderte und Rückenleidende, der durch asymmetrische Unterpolsterungsmöglichkeiten im Schulter-, Lenden- und Oberschenkelbereich individuell angepaßt werden kann (Foto: Keiper Recaro).

Im Modulautositz kann die funktionelle Behinderung zwar durch Ersatz der Halte- und Stützfunktion ausgeglichen werden, die fehlende Bewegungsfunktion kann jedoch nicht ersetzt werden (Abb. 53). Die strukturelle Behinderung muß durch Anpassung an die Raumforderung durch platzschaffende Module kompensiert werden. Da der Verlust eines Körperteils fast immer durch Prothese versorgt wird, muß nur die verbliebene funktionelle Behinderung kompensiert werden.

Fast alle Behinderungen im Bereich der Beine werden durch die untere Lendenwirbelsäule ausgeglichen, so etwa beim Sitzen mit steifer Hüfte. Durch Ausgleichsbewegungen der Lendenwirbelsäule kann auch in einem solchen Fall eine annähernd symmetrische Körperhaltung wieder hergestellt werden. Bei steifem

Hüftgelenk wird die Lendenwirbelsäule so locker, daß bei ihr eine Fehlstellung und dadurch eine weitere sekundäre Behinderung resultieren kann. Wenn Teile der Wirbelsäule steif geworden sind, müssen die Nachbarsegmente den Funktionsverlust durch höhere Beweglichkeit zu kompensieren versuchen. Das gilt auch bei seitlichen Verbiegungen einzelner Abschnitte der Wirbelsäule. Die Aufgabe des Modulautositzes ist es in diesem Fällen, die Asymmetrie möglichst zu beseitigen und die Behinderung zu kompensieren. Dabei sollte die Sekundärbehinderung im genannten Fall die besonders lockere und dadurch in ihren Gelenken überlastete Lendenwirbelsäule soweit korrigieren, daß sich hierfür eine Modulanpassung erübrigt.
Entsprechend den Behinderungen kann also der menschliche Körper in behinderungsspezifische Körperregionen eingeteilt werden, für die dann die entsprechenden variablen Sitzmodule am Autositz geschaffen werden müssen. Also für ein instabiles (lockeres) Körpermodul ein abstützendes Autositzmodul, für ein raumforderndes (= steifes) Körpermodul ein platzschaffendes Autositzmodul und für ein fehlendes Körpermodul ohne Prothese ein platzhaltendes Autositzmodul. Bei einer Prothese wird ein platzschaffendes Autositzmodul benötigt.
Die individuelle Sitzhaltung und die Komforteinstellung des Sitzes erschweren die behinderungsgerechte Versorgung durch einen Modulautositz. Daher muß zuvor in einem Meßstuhl der Modulautositz behinderungsgerecht angepaßt werden (Abb. 54).

Unsere Gesundheitspolitiker fordern für das sogenannte Gesundheitswesen, das ja selbst krank ist, Sparmaßnahmen. Wenn wirklich gespart werden soll, so muß man daran denken, daß Millionen Autofahrer nach längeren Autofahrten mit Kreuzschmerzen ihren Wagen verlassen und zum großen Teil auch behandlungsbedürftig werden. Dies betrifft besonders Mitmenschen, die ihren Lebens-

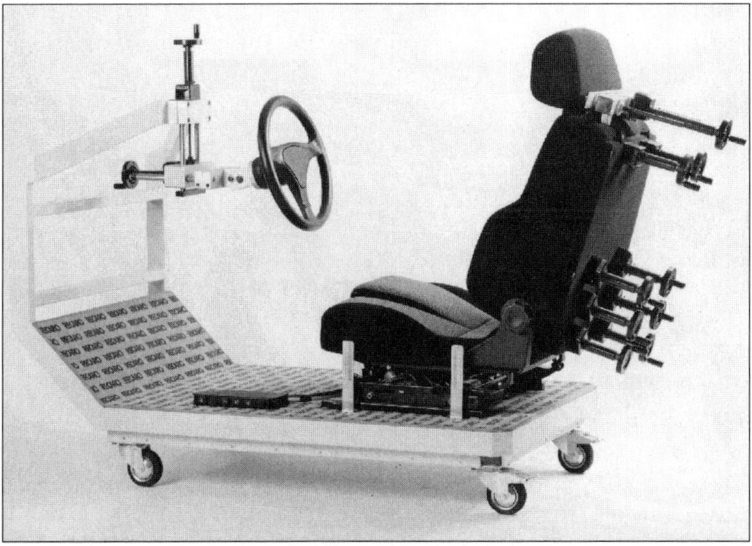

Abb. 54 RECARO Variomed Meßstuhl: Der neue RECARO Variomed, der spezielle Sitz für Behinderte und Rückenleidende, wird mit Hilfe dieses eigens entwickelten Meßstuhles individuell an den jeweiligen Benutzer angepaßt (Foto: Keiper Recaro).

unterhalt mit dem Auto verdienen. Körperlich Behinderte und bereits Rückenleidende verursachen durch Gebrauch unangepaßter unphysiologischer Autositze erhebliche Kosten. Nachdem immer mehr Menschen das Auto anstelle ihrer Füße benützen, ist mit einer erheblichen Kostensteigerung in den nächsten Jahren und Jahrzehnten zu rechnen.

Rücken und Freizeit

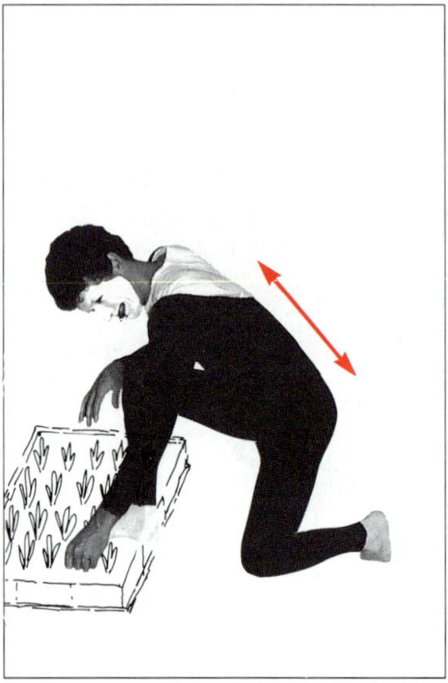

Abb. 55a

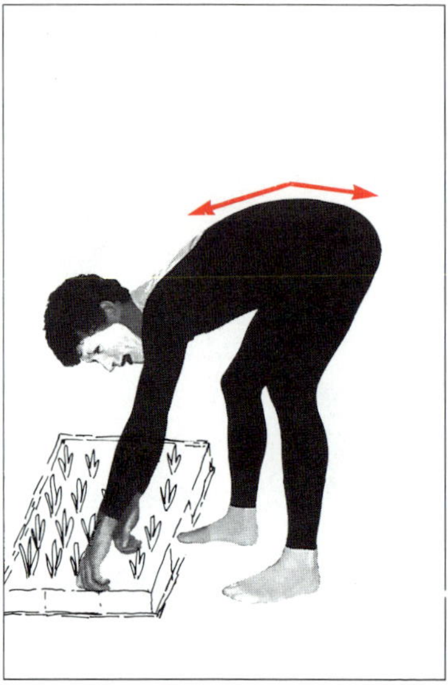

Abb. 55b

Abb. 55 Gartenarbeit: a) Richtige Haltung, b) falsche Haltung.

Gartenarbeit

Während der „Gartensaison“ werden Blumen gepflanzt, Beete umgegraben, Erde mit dem Schubkarren verfrachtet, Humusballen vom Gärtner heimgeschleppt, Unkraut gejätet. Die Saison für den Gärtner bedeutet Saison für den Orthopäden. Der für diese Tätigkeit ungeübte Rücken wird schlagartig überbeansprucht. Vor dem Einpflanzen in vorgebückter Körperhaltung bestehen noch keine Kreuzschmerzen, 2 oder 3 Tage danach jedoch um so mehr,

weil man sich eben beim Pflanzen nur um die Blumen Gedanken gemacht hat, nicht jedoch um seinen Körper.
Am ungünstigsten ist es, sich mit rundem Rücken zu bücken und eventuell in dieser Position längere Zeit zu verharren. Wären die Oberschenkelmuskeln auf der Rückseite noch lang genug und würden sie nicht beim Vorwärtsbücken schmerzen, so könnte man sich ja aus den Hüftgelenken, aber mit gestrecktem Oberkörper nach vorne beugen. Um Kreuzschmerzen zu umgehen, müssen wir so in die Knie: Am besten werden beide Kniegelenke rechtwinklig abgewinkelt, der Oberkörper kann dabei auf den Oberschenkel des einen Beines abgestützt werden. Es ist günstig, hier schon allein den Knien zuliebe die belasteten Oberschenkel wechselseitig zur Abstützung zu benutzen (Abb. 55a und b). Sofern die Kniegelenke nicht schmerzen, können viele Gartenarbeiten auch in kniender Position durchgeführt werden (es gibt hierfür spezielle Knieschemel, die umgedreht auch als Sitz benutzt werden können).

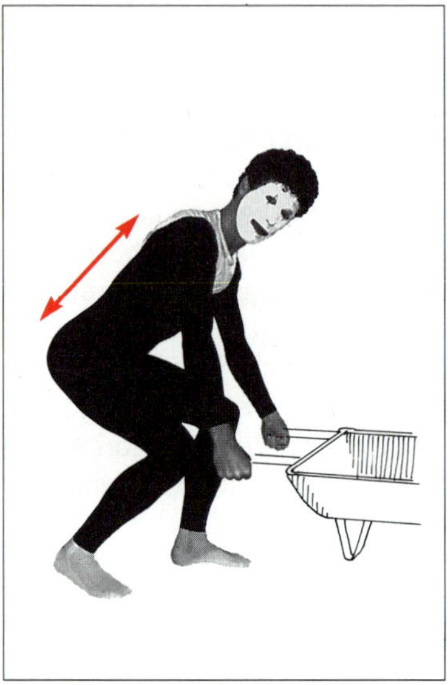

Abb. 56 Richtige Haltung beim Schubkarrenfahren.

Schubkarrenfahren

Beim Schubkarrenfahren ist es sehr wichtig, Becken und Kreuz zu stabilisieren, aus der Kniebeuge heraus den Schubkarren zu heben. Beim Schieben sollte man nicht ins Hohlkreuz fallen (Abb. 56).

Schaufeln

In der Orthopädie ist die „Schipperkrankheit“ für solche Arbeiter typisch, die ständig Schaufelarbeiten mit ungünstigem und schädigendem Bewegungsablauf bewerkstelligen. Durch ständige Überbeanspruchung der Muskelansatzstellen des Rückens kommt es zum Ermüdungsbruch der Dornfortsätze, der einzelnen Wirbelkörper im Bereich der Lendenwirbelsäule. Schadlos kann man graben, wenn man Becken und Lendenwirbelsäule stabilisiert. Die Bewegung des Beckens geschieht über die Hüftgelenke. Der Schaufelstiel hat seinen optimalen Drehpunkt etwa im unteren Drittel des Oberschenkels des leicht im Kniegelenk gebeugten, belasteten und vorgestellten Beines. In dieser Arbeitsposition sind die Hebelkräfte am günstigsten verteilt (Abb. 57a–d).

Die Reise

Koffer tragen

Viele Kurgäste kommen bereits total „erledigt“ zur Erstuntersuchung beim Badearzt an. Wie aus einem Munde kommt der Stoßseufzer: „Dieser schwere Koffer“ über ihre Lippen. Dabei ließe sich das Gesamtgewicht am besten und am einfachsten auf zwei gleich große Koffer verteilen. Wenn diese Koffer dann noch gleichzeitig aus den Knien heraus bei stabilisiertem Becken und Wirbelsäule angehoben werden würden, bliebe der Kofferträger schadlos. Es gibt auch Koffer mit Rollen, die sich wie „Fifi an der Leine“ spielend leicht hinterher ziehen lassen.

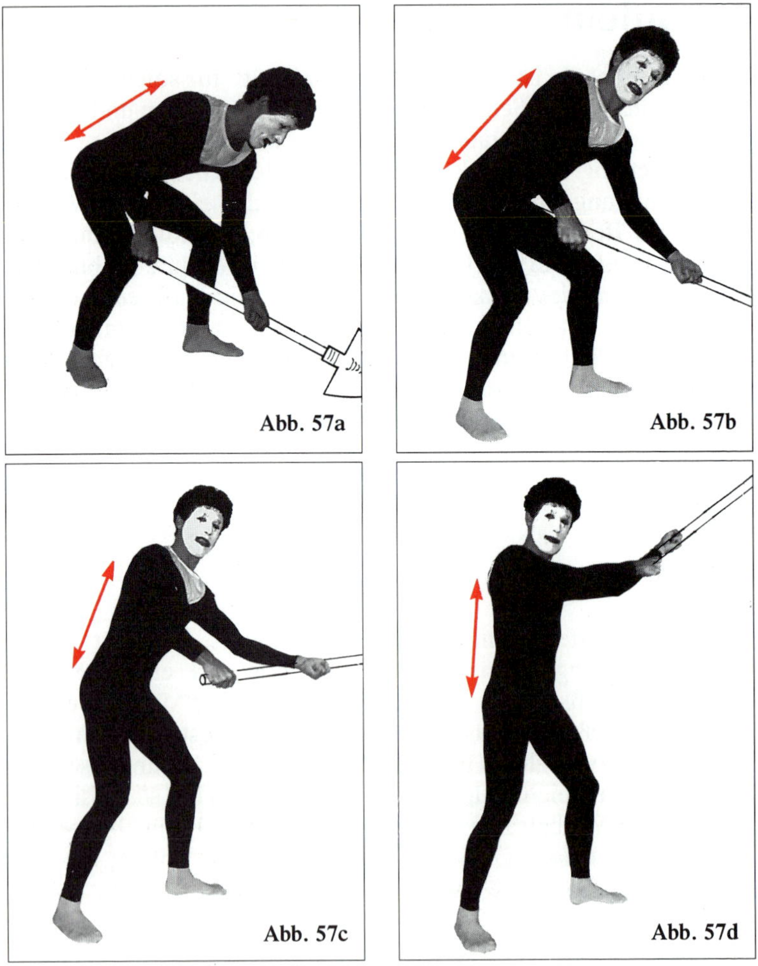

Abb. 57a–d **Richtiger Bewegungsablauf beim Schaufeln.**

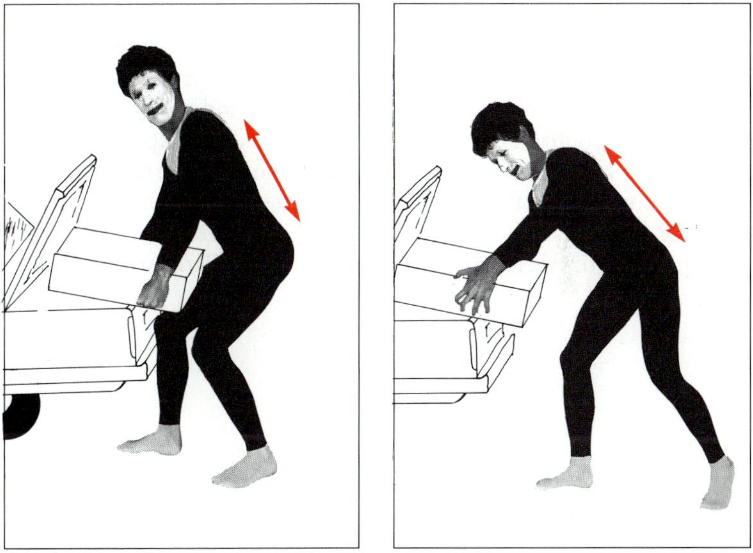

Abb. 58a Abb. 58b

Abb. 58a und b Richtiges Entladen des Kofferraumes.

Kofferraum entleeren

Leider bieten die meisten deutschen Autos keine herunterklappbare Kofferraumwand. Mühelos ließen sich so die Koffer entladen (Abb. 58a und b). Geradezu klassisch die Wirbelsäule schädigend ist das Bewegungsmuster Koffer aus dem Kofferraum herausheben. Hierbei wird die Wirbelsäule destabilisiert, rotiert, nach den Hebelgesetzen am ungünstigsten belastet.

Die vom Autofahren verspannte Muskulatur des Rückens wird ruckartig belastet. Die beim Vorwärts-seitwärts-Neigen voneinander entfernten Gelenkflächen der kleinen Wirbelgelenke, die Wirbelkörper mit Wirbelkörper verzahnen, finden beim Anheben und Aufrichten ihren regulären Weg nicht in die Ausgangsposition zurück, sie blockieren. Als Schutzmaßnahme reagiert der Körper durch sofortiges, heftigstes Anspannen aller einsetzbaren Rückenmuskeln, um „Schlimmeres" zu vermeiden. Der berühmte, berüchtigte, gefürchtete „Hexenschuß" trifft den Kofferträger blitzartig.

Rücken und Sport

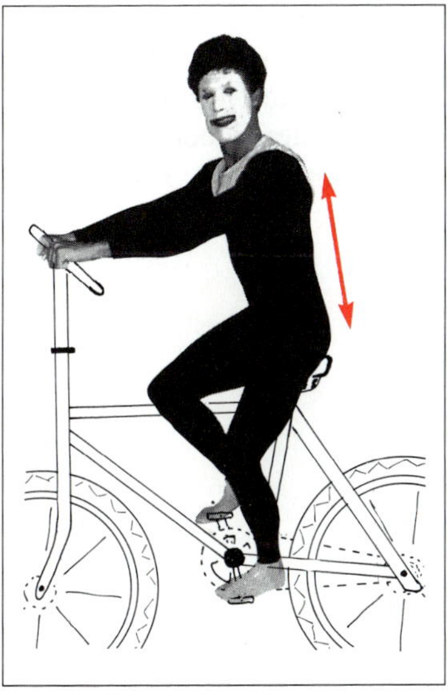

Abb. 59 Richtige Haltung beim Radfahren.

Radfahren

Rennradfahren symbolisiert Fitneß, daß Rennrad macht den Zweibeiner Mensch wieder zum Vierbeiner. Ähnlich wie beim Känguruh leisten die Beine dynamische, die Arme dagegen statische Arbeit. Der gesamte Schultergürtel des in diesem Bereich verspannten Büromenschen leistet statische Muskelarbeit, die verspannten Nackenmuskeln ziehen den Kopf noch mehr in den Nakken, damit die Augen geradeaus sehen können. Der Rücken insgesamt ist rund, die Stöße der unebenen Straße werden von den Bewegungssegmenten der Wirbelsäule nicht von Kopf nach Fuß, sondern von Rücken nach Bauch „abgefedert".

Der „Gesundheitslenker“ des weniger sportlichen Fahrrades gewährleistet die Aufrichtung des Rückens, der Kopf kann geradeaus schauen, ohne daß er zu sehr in den Nacken gezogen werden muß, Bandscheiben und Wirbelgelenke werden wieder in normaler Weise von Kopf nach Fuß federnd belastet (Abb. 59).

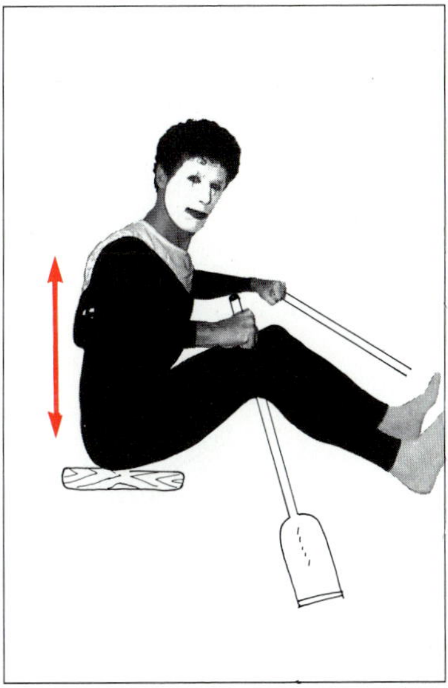

Abb. 60 Richtige Haltung beim Rudern.

Rudern

Nicht jeder kommt in den Genuß, auf einem Fluß oder auf einem See zu rudern, sehr viele Menschen rudern in ihrem Sportkeller. Solange beim Rudern die Sitzfläche beweglich auf Rollen gelagert ist, können die Wirbelsäule und das Becken stabilisiert der Bewegung folgen, die von Armen und Beinen geleistet wird (Abb. 60). Jeder fixierte Sitz führt zu vermehrtem Vorderkantendruck an den Bandscheiben und mit der Zeit zum berühmten Zwetschgenkern-Effekt des Bandscheibengallertkerns mit der Gefahr der Bandscheibenschädigung und des Bandscheibenvorfalls.

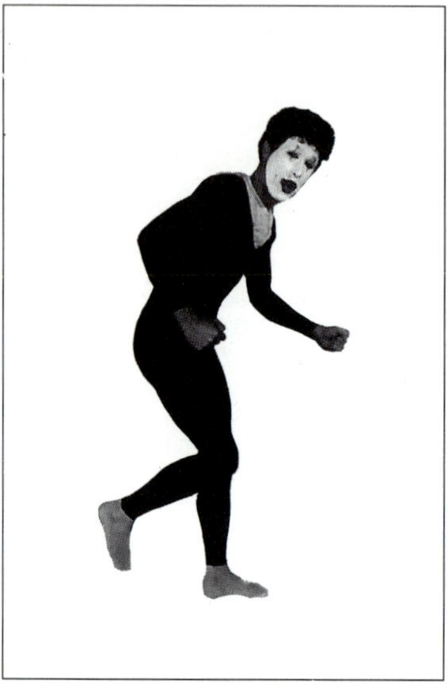

Abb. 61 Richtige Haltung beim Laufen.

Rennen

Joggen ist Volkssport geworden. Übertreibungen gibt es in jeder Sportart, Sportschäden gibt es auch beim Joggen. Sportschäden durch das Rennen betreffen nicht nur Herz und Kreislauf, sondern vor allem Gelenke und Wirbelsäule. Bewegen sich die Beine wie Räder unter dem Becken (Asterix lesen!), rollen die Füße harmonisch von der Ferse zur Zehe ab. Kniegelenke und Hüftgelenke werden ökonomisch belastet, die Wirbelsäule bewegt sich im Lot vorwärts (Abb. 61). Mit zunehmendem Tempo neigt sich der Oberkörper nach vorne, die Arme werden vermehrt in abgewinkelter Stellung diagonal bewegt, Ferse und Boden berühren sich nicht mehr, da die Hauptbelastung jetzt auf dem Vorfuß liegt, die Wadenmuskeln übernehmen die Hauptspannung. Auch beim normalen Gehen ist die Fußabrollung von Bedeutung.

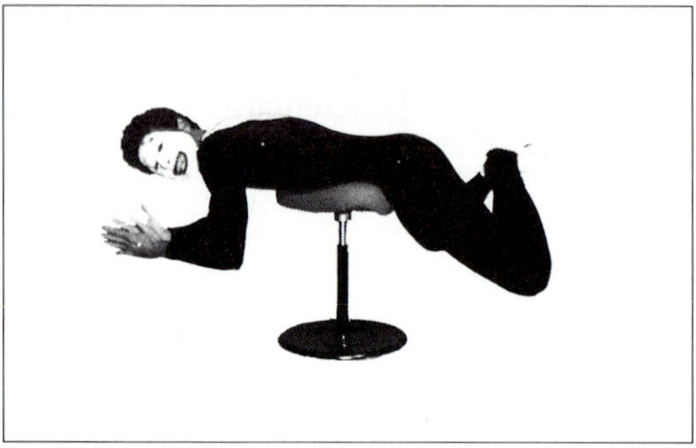

Abb. 62 Richtige Haltung beim Schwimmen.

Schwimmen

Sehr oft bekommt der Wirbelsäulenpatient vom Arzt den unqualifizierten Rat, er solle schwimmen. Je nach Beschwerdebild muß bei Schwimmübungen oder beim Ausüben des Schwimmsports unterschieden werden, welche Schwimmweise die geeignetste ist. Brustschwimmen kann man auf verschiedenste Art und Weise durchführen. Der Ungeübte wirft den Kopf in den Nacken und verspannt den Nacken sowie den übrigen Rücken noch mehr als auf dem Trockenen, der Geübte wird beim Vorwärtsschwimmen den Kopf zwischen die Arme nehmen und unter Wasser ausatmen, der Hals wird dabei gestreckt. Letzteres Brustschwimmen ist wirbelsäulenschonend (Abb. 62). Schwimmen mit wechselnden Lagen, Rückenschwimmen, Seitenschwimmen, Kraulstil trainieren den Rücken am besten. Bei Beschwerden an der Wirbelsäule ist ein Bewegungsbad im zumindest 30 Grad warmen Wasser dem sportlichen Schwimmen vorzuziehen.

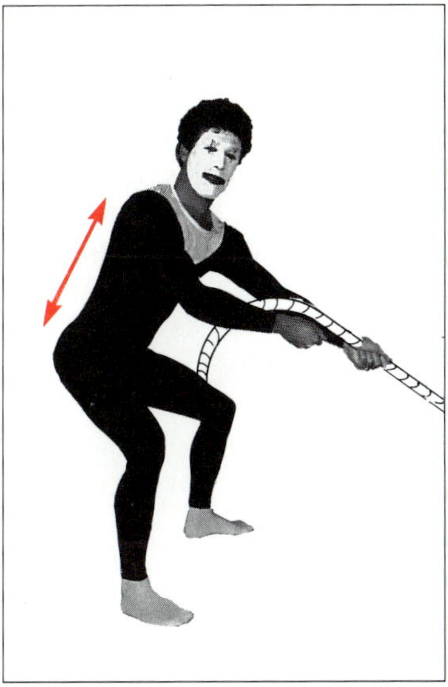

Abb. 63 Richtige Haltung beim Aufrichten des Segels.

Surfen

Jedes Orthopädenherz „schlägt höher“, wenn er die vielen Surfer sieht, die ohne Surfanzug, also ohne Windschutz, ihren Sport ausüben. Doch nicht allein durch Wind und Wetter, Feuchtigkeit und Zugluft entstehen die zu erwartenden Kreuzschmerzen, sondern vor allem durch das falsche Aufrichten des Segels.
Das Aufrichten des Segels bedarf einiger Kraftanstrengung, und wenn dies nicht im richtigen, korrekten Bewegungsmuster abläuft, schadet dies der Wirbelsäule. Der Surfanfänger bückt sich noch weit über das im Wasser liegende Segel und versucht mit aller Kraft „das Segel aus dem Wasser zu ziehen“, an Hebelkräfte

denkt er dabei nicht. Der erfahrene Surfer stellt seine Füße links und rechts des Mastfußes plan auf die Oberfläche des Surfbrettes auf, greift das Mastschot, begibt sich in die Hocke, bringt dann sein Gesäß so weit über den Surfbrettrand und so tief und wassernah, bis die Spitze des Mastes und damit die Spitze des Segels sich aus dem Wasser befreien können. Dann erhebt er sich mit stabilisiertem Rücken im Lot aus den Kniegelenken zusammen mit dem Segel in die Senkrechte (Abb. 63, 64).

...VERSUCHEN SIE'S SO!

Vermeiden Sie unnötige Belastungen: Der Rücken sollte beim Aufholen des Segels gerade bleiben und die Knie leicht gebeugt sein.

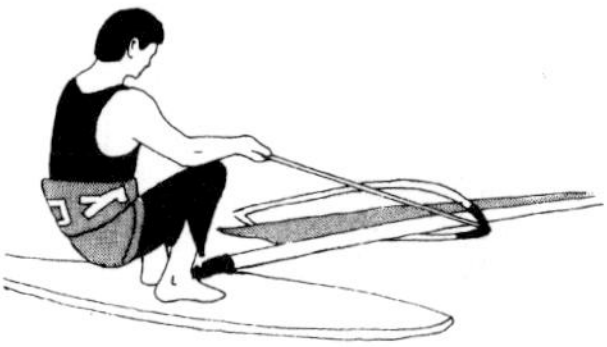

Gerade in der Phase des Segelaufholens sind die Bandscheiben des Windsurfers unter Umständen extrem hohen Belastungen ausgesetzt.

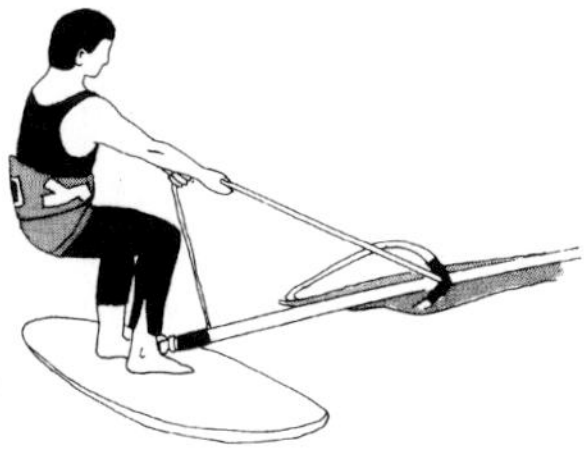

Je nach Segelgröße entstehen Bandscheibenbelastungen bis zu ¾ Tonne. Eine richtige Körperhaltung sorgt für Kräfteausgleich.

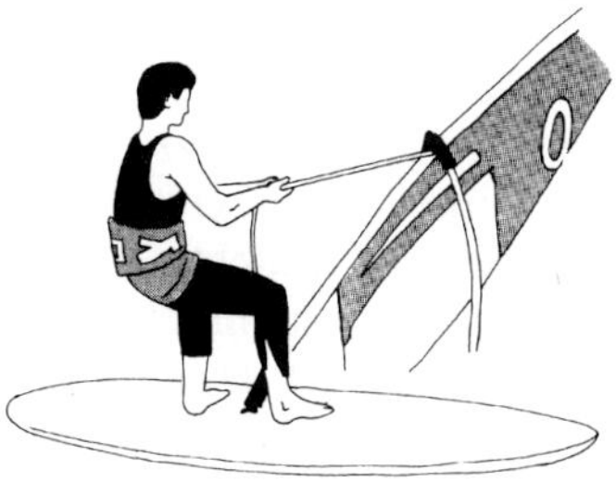

Abb. 64 Bewegungsablauf beim Aufrichten des Segels.

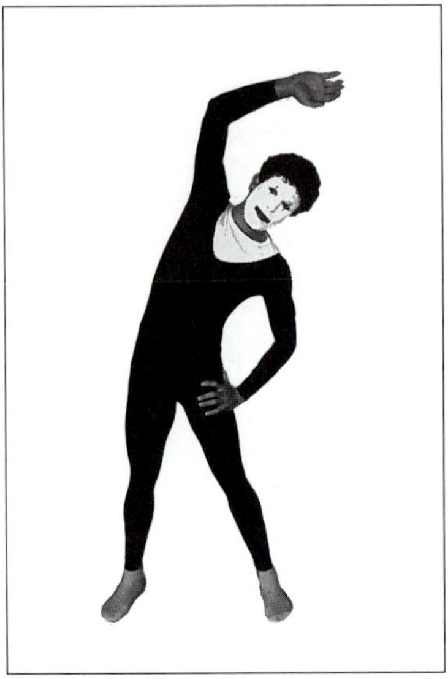

Abb. 65 Gymnastik.

Gymnastik

Unendlich viele Gymnastikgruppen versuchen in unterschiedlichster Weise die Teilnehmer zu bewegen. Skigymnastik, Jedermann-Sport, Wirbelsäulengymnastik usw. beinhalten stets auch Bewegungselemente, die nicht für jeden der Gruppe geeignet sind. Demjenigen, der bereits Schmerzen hat, ist eine Einzelgymnastik anzuraten. Er muß zuerst lernen, die für ihn guten, gesunderhaltenden Übungen durchzuführen.
Die am Leistungssport orientierten Übungen sind nicht die gesündesten, Leistungssportler sind meistens Sportgeschädigte. Durch den Sport herbeigeführte Überbeweglichkeit einzelner Segmente

der Wirbelsäule richten mehr Schaden an, als sie nützen. Gymnastikstunden ohne notwendige Aufwärmzeit (zumindest 10 Minuten) ohne die entsprechenden Vordehnungsübungen der einzelnen Muskeln (mindestens 10 Minuten) sind zu meiden, denn diese sind nicht qualifiziert genug. Grundsätzlich sind alle Gymnastikübungen, die wehtun, nicht gut, der Schmerz ist Warnsignal. Eine Gymnastikstunde, aus der am „total kaputt" nach Hause geht, hat ihren Sinn verfehlt. Wir erinnern uns an den Leitspruch : Benutze Dein Gehirn, schone Deinen Rücken (Abb. 65).

Bodybuilding

Wenn wir in unserer Rückenschule auffordern: Ein jeder sei sein eigener Bildhauer, so ist das keineswegs identisch mit der Aufforderung, Bodybuilding zu treiben. Muskelmasse sagt nichts aus über die Qualität der Muskulatur, über Schnellkraft, Ausdauer, über Muskelverteilung, Muskelgleichgewicht, Muskelbalance.
Ähnlich wie Kalorienzufuhr und Kalorienverbrauch, Statik und Bewegung sollten Muskelmasse und Skelett im physiologischen Verhältnis zueinander stehen. Zuviel Muskulatur verformt die Knochen und Gelenke. Die wohlproportionierte Muskelverteilung an Rumpf und an den Extremitäten ist erstrebenswert, die V-Form des Körpers ist erstens unnötig wie ein Kropf, zweitens ohne funktionellen Sinn und drittens ästhetisch fraglich. Bis zu einem gewissen Grade ist gut angeleitetes Bodybuildung sicher für den Rumpf und für die Gelenke stabilisierend, das Körperbewußtsein wird durch diesen Sport geweckt. Gewisse narzißtische Charakterzüge lassen sich so in gelenkten Bahnen austoben.
Jeder Bürotätige hat Muskeltraining notwendig, denn durch die sitzende Lebensweise verkümmern bestimmte Muskelgruppen unaufhaltsam. Keiner soll jedoch dem Irrtum verfallen, daß von

der Bürotätigkeit verspannte Muskeln sofort zur Leistung bereit wären. Auch beim Bodybuilding ist Muskelpflege, besonders die Muskelvorbereitung, für die Leistung enorm wichtig, sonst ist der „Muskelspaß" schnell beendet. Die Trainingstherapie nach *Rolf Gustavsen* ist so ausgewogen ausgetüftelt, daß man sie ohne Vorbehalte weiterempfehlen kann. Mit Seilzuggeräten werden hier nach genauen, von Erfahrung geprägten Anweisungen Übungen durchgeführt. Bei jedem Muskeltraining sind eine Aufwärmphase sowie eine Stretchingphase von jeweils zumindest 10 Minuten notwendig. Auch nach den Anstrengungen ist Muskelpflege angezeigt, auslockern, dehnen, Warmbad.

Noch ein Hinweis zur Trainingstherapie: Es ist niemals sinnvoll, nur den Agonisten zu trainieren, sondern auch den Antagonisten. Nach Muskelgesetzen entspannt nämlich der Antagonist bei Anspannung des Agonisten und verkümmert mit der Zeit. Die mobile Stabilisation der Gelenke geht verloren. Als Beispiel sei der Oberschenkelstreckmuskel erwähnt, bei dessen einseitigem Auftrainieren die Muskulatur der Oberschenkelrückseite verkümmert. Die Stabilisation des Kniegelenkes ist durch die Quadrizepskräftigung alleine nicht zu erreichen.

Die Stabilität, und zwar die mobile Stabilität der Kniegelenke, erreicht man nicht in der Streckung, sondern in der leichten Beugung. Bei diesen Stabilisationsübungen wird z. B. das Standbein in leichte Beugung im Kniegelenk gebracht, so daß Kniescheibenvorderkante und Zehenspitze auf einer senkrechten Linie liegen. Zur Stabilisierung der Hüfte und der Lendenwirbelsäule ist auch die Stabilisierung der Kniegelenke bei allen Arbeitsvorgängen und sportlichen Betätigungen notwendig. Etwas einseitig und extrem wird diese Stabilisation der genannten Gelenke beim Fechten erreicht. Die Vorwärtsbewegung sowie die Rückwärtsbewegung erfolgen eigentlich nur in den Kniegelenken, das Becken bewegt sich weitgehend in einer Ebene.

Gesunder Schülerrücken

Ursachen von Haltungsschwächen

Aufgrund von Bewegungsmangel haben in der Bundesrepublik Deutschland 50–65 % der Schüler Haltungsschäden, 30–40 % Koordinationsschwächen, mehr als 30 % Übergewicht, 20–25 % Herz-Kreislauf-Schwächen oder Kreislaufregulationsschwächen (Ausdauerschwächen).

Durch den Sitzzwang in der Schule müssen die Kinder ihren natürlichen Bewegungsdrang unterdrücken. Die Folge davon ist, daß nach 2 Jahren Schule etwa 22 % der Kinder fettleibig sind, während es bei der Einschulung nur 3 % waren (mit zunehmender Schulzeit steigt der Prozentsatz auf 30 % an!). Ein ähnliches Bild zeigt sich im Haltungsbereich: Bei Schulbeginn wurden 52 % der Schüler als „haltungsschwach", jedoch noch keiner als „haltungsverfallen" eingestuft; nach 2 Jahren waren nur noch 16 % „haltungsschwach", aber 49 % „haltungsverfallen" *(Wasmund-Bodenstädt/Braun)*.

Die Schreibfläche des Schultisches ist – aus welchen Gründen auch immer – zu flach, so daß dem über das Schulbuch geneigten Kopf sehr bald auch der müde werdende Rücken folgt. Bereits 1884 wies der Staffelstuhl eine korrekt geneigte Schreibfläche auf; beim Lesen war der Kopf nicht zu weit nach vorne geneigt. Dieser Stuhl mußte vermutlich der Stapelbarkeit moderner Schulmöbel weichen.

Die einseitige und nachteilige Blickausrichtung zur Tafel und zum Lehrer wurde durch eine aus orthopädischer Sicht schlechtere, dafür aber psychosozial bessere (?) Sitzposition, z. B. im Hufeisenmuster, ersetzt. Über die richtige oder falsche Sitzordnung in der Schule entscheiden inzwischen Richter. Mütter bekommen wegen grober Störung des Schulfriedens Hausverbot, wenn sie mit ihrem Protest gegen diese schädigende Sitzweise vorgehen. Orthopäden und Weltgesundheitsorganisation haben die Bedeu-

tung der Sitzposition für die Rückengesundheit erkannt. Gesundheitsämter und Richter „verdonnern" zum „Sitzenbleiben" in rückenschädigender Position.
Der Schulkopfschmerz kommt nicht zuletzt durch die Fehleinstellung der Kopfgelenke zustande. Jede einseitige Blickausrichtung führt zu Störungen des Muskeltonus des Nackens. So kann es durch Störungen der Halsmotorik, insbesondere der Motorik der Kopfgelenke, zu Schwindel, Schwerhörigkeit, Ohrensausen, zu Schmerzsyndromen im HNO-Fachbereich, zu Funktionsstörungen der vorderen Halsorgane, vor allem Schluckstörungen, Globusgefühl und Stimmstörungen führen. Auch Depressionen, Nebelsehen, Bewußtseinsstörungen, Konzentrationsstörungen können „nur" vom verspannten Nacken ausgehen.

Balanceübungen

Was liegt also näher als eine regelmäßige Gymnastik für die Halswirbelsäule zur Erhaltung ihrer Mobilität in allen Abschnitten, besonders im Bereich der Kopfgelenke (unter diesen versteht man die obersten 3 Bewegungssegmente der Halswirbelsäule). Zu den korrekt ausgeführten Bewegungen der Halswirbelsäule, zur Erhaltung ihrer Beweglichkeit sind auch Selbsthilfemethoden rechtzeitig einzuschulen.
Bevor der Kopf balanciert werden kann, ist die Balance des Beckens erforderlich. Von der Position des Beckens hängt nämlich die übrige Wirbelsäulenform ab. Die Gliederkette der Wirbelkörperreihe funktioniert nur bei labilem Gleichgewicht des Beckens. Die physiologische Lordose der Lendenwirbelsäule, die physiologische Kyphose der Brustwirbelsäule und die physiologische Lordose der Halswirbelsäule stellen sich nur ein, wenn der Rumpf sich dynamisch um das Lot herum bewegt. Im Lot arbeitet die

Rücken- und Rumpfmuskulatur am ökonomischsten, vor allem dann, wenn sie nicht starr und damit isometrisch, sondern dynamisch in Bewegung um das Lot herum gefordert und trainiert wird.
Die Abweichung des Beckens aus dem labilen Gleichgewicht verändert sowohl im Stehen als auch im Sitzen die Statik der Wirbelsäule, die Funktion ihrer Gelenke, die ökonomische Muskelbalance des Rumpfes und der Halswirbelsäule.
Zur Balance ist folgendes zu sagen: Mit Verlassen der körperlichen aber auch der psychischen Balance fördern wir die körperliche bzw. auch die psychische Unversehrtheit. Deshalb sind Balanceübungen zu jeder Tageszeit am Platze. Zum Erhalt einer funktionstüchtigen Rücken- und Rumpfmuskulatur ist auch der Erhalt ihrer fortdauernden Innervation erforderlich. Aufgrund des Informationsstromes aus den verschiedensten Rezeptoren der Gelenke, der Muskeln, der Sehnen, der Bänder richtet sich der Körper in die erstrebenswerte physiologische Form aus – wenn er darf! Von der „Lebendigkeit der Afferenz“ (des Impulsstroms) hängt die „Lebendigkeit der Reaktionen“ innerhalb der Reflexkreise ab. Einen stabilen und dennoch mobilen Halt bekommen wir nur, wenn diese segmentale und übersegmentale Reflextätigkeit ständig wachgerüttelt wird. Balance auf den Füßen, auf einem oder auf beiden Beinen, Balance auf den Sitzbeinknochen, auf einem oder auf beiden, Balance des Kopfes auf dem Rumpf, mit und ohne Gegenstand auf dem Kopf, beleben zu jeder Zeit die Stützmotorik. Balance im Einbeinstand, vielfältige gleichzeitige Bewegungen der freien Extremitäten im Raum unterstützen die Zielmotorik bei mobiler, aber stabiler Stützmotorik.

Der Balancekreisel, das Seiltanzen oder Seilgehen, der Sitzball, der Luftballon unter dem Po, das Buch auf dem Kopf, sind für diesen Zweck fast die geeignetsten Trainingsgeräte.

Propriozeptives Rückentraining

Am „roten Faden", der in der Schädeldecke eintritt und gedanklich am Gesäß im Bereich des Steißbeines austritt, kann sich jeder selbst aufrichten; dies sollen bereits Kinder an sich erleben. Im Kindesalter ist das Körperbewußtsein zu fördern. Von Tag zu Tag entwickeln sich mehr Rezeptoren, um all die äußeren Gegebenheiten zu tasten, zu fühlen, zu sehen, zu riechen, zu schmecken. Wenn der Mund und die Hände entwicklungsgeschichtlich schon am besten für die Reizwahrnehmung ausgebildet sind, bleibt der Rücken mit seiner Selbstwahrnehmung in seinem Selbstfühlen oder seiner Selbstfühlbarkeit stumpf.
Propriozeptives Rückentraining weckt „die Rückengeister", nämlich dann, wenn zwischen zwei Schülerrücken ein Tennis- oder Gummiball auf und ab wandert und Reize setzt. Auch Partnerübungen lassen sich am Arbeitsplatz Schulbank problemlos durchführen. Neuerdings werden von Psychologen propriozeptive Rükkenübungen angeboten, die durchaus nachahmenswert sind. Durch eine Schlafbrille werden zumindest die visuellen Reize ausgeschaltet, über eine Tonkassette kann man zu folgendem Rükkentraining anregen: „Nähere Dich in Gedanken Deinem Rücken, lasse einen warmen Lichtstrahl abwärts gleiten, Wirbel für Wirbel, und gehe wieder hinauf. Dein Rücken löst sich langsam von der Unterlage, schwebt leicht darüber, er wird unmerklich länger, die Wirbel drücken nicht mehr" *(Möllmann)*.
Ein Spiegel an der Wand würde im Sinne des Feedbacks so manchen Schülerrücken an seinen krummen Buckel erinnern – und wer möchte schon einen Buckel haben? Anerzogene gegenseitige Haltungsbeobachtungen und Haltungskorrekturen werden auch in jüngeren Jahrgängen nicht mehr als entblößende Offenheit dem Mitschüler gegenüber betrachtet. Mit gesundheitserzieherischen Maßnahmen, die vordergründig den Rücken betreffen, ließe sich

ein allgemeines Gesundheitsbewußtsein auch anderen Gesundheitsfragen gegenüber bereits beim Erstkläßler wecken.

Dehnungsübungen

Zumindest stündliche Bewegungspausen oder Intermezzos mit geeigneten, haltungsschulenden Übungen bekämpfen nicht nur die gefürchteten Bewegungsmangelkrankheiten, die geradezu herangezüchtet werden, sondern verbessern auch die Beziehung zwischen Lehrern und Schülern, bauen gewissermaßen psychologische Brücken und erweisen sich schließlich und endlich als Logopädie für die zunehmend verkümmernde Körpersprache (Abb. 66–77; aus [2]). Es kann nicht angehen, daß wir mit offenen Augen, mit vollem Bewußtsein und mit aller Erkenntnis die Kinder sich selbst überlassen nach dem Motto: „Hilf Dir selbst, so hilft dir Gott."

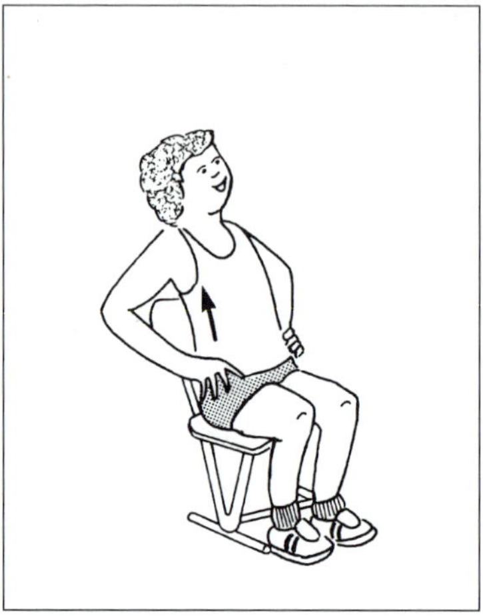

Abbildung 66:
Beide Hände auf den Bauch legen, gegen den Widerstand der Hände einatmen, in Verbindung mit Zählen 1–2–3–4– usw. ausatmen.

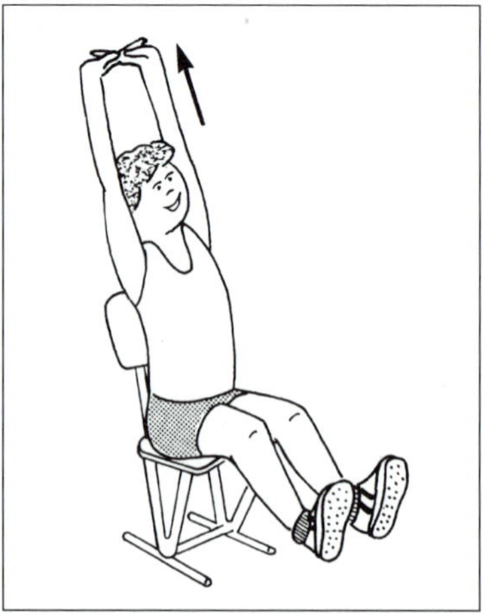

Abbildung 67:
Hände verschränken, Arme in Hochhalte: Armmuskulatur in Pfeilrichtung dehnen.

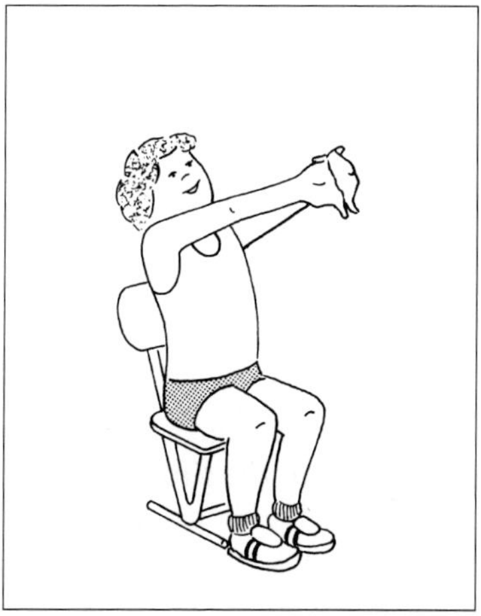

Abbildung 68:
Hände verschränken; Arme in Vorhebehalte nach rechts und links bewegen.

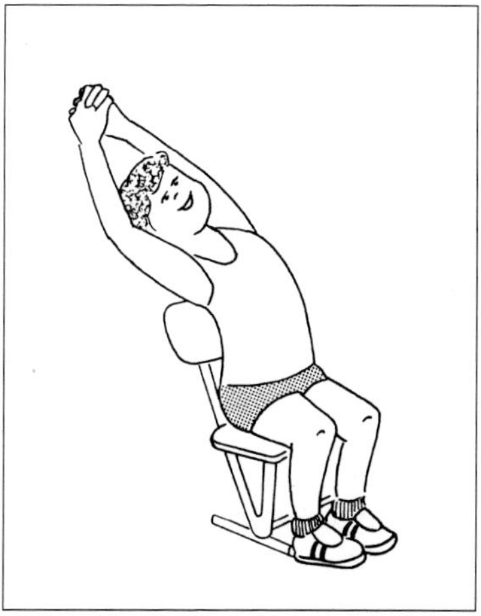

Abbildung 69:
Hände verschränken, Arme in Hochhalte, Oberkörper und Arme seitwärts beugen.

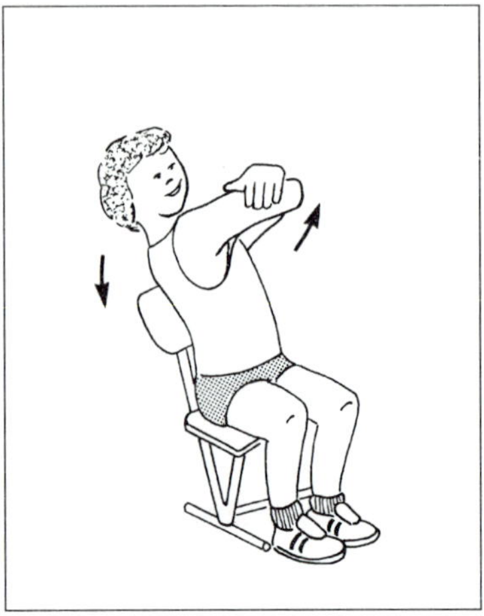

Abbildung 70:
Rechten Ellbogen mit der linken Hand an die linke Schulter pressen bei gleichzeitiger Gegenbewegung des Kopfes in Pfeilrichtung; gegengleich.

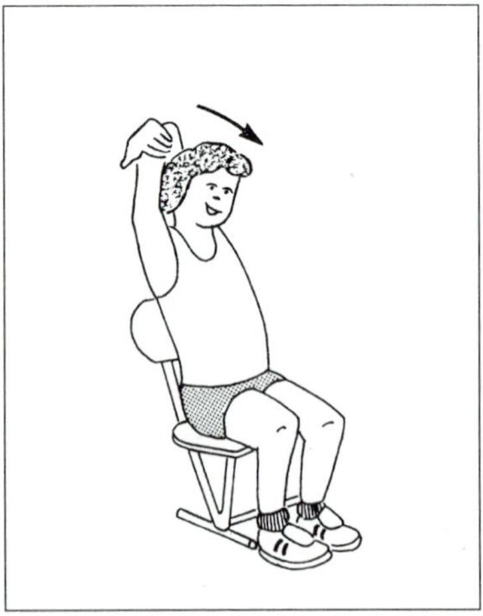

Abbildung 71:
Rechten Ellbogen mit der linken Hand hinter dem Kopf nach unten ziehen (Pfeilrichtung), gegengleich.

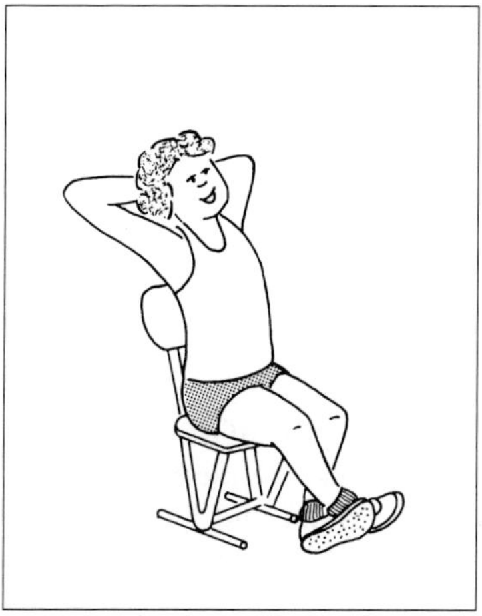

Abbildung 72:
Schultern so weit wie möglich nach hinten nehmen, so daß sich beide Schulterblätter nähern.

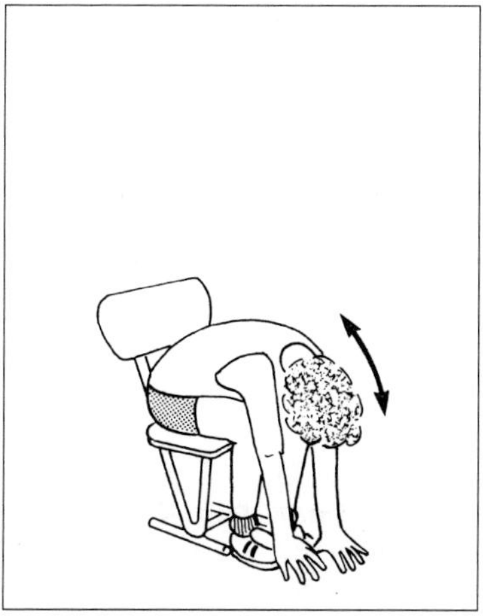

Abbildung 73:
Rumpfbeuge vorwärts bis zum Hand-Fuß-Kontakt.

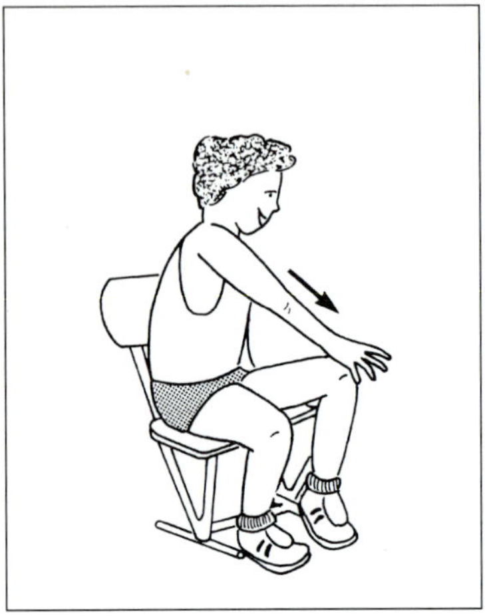

Abbildung 74:
Rechte Hand auf das linke Knie legen, linke Ferse vom Boden heben, Hand und Knie fest gegeneinander spannen; gegengleich.

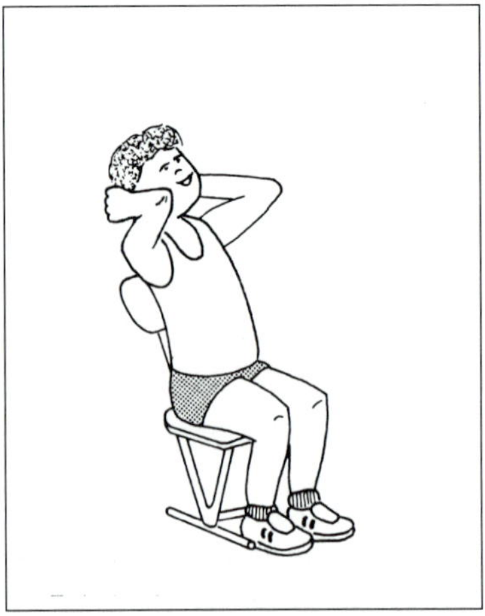

Abbildung 75:
Hände hinter dem Kopf falten und den Kopf dagegenstemmen.

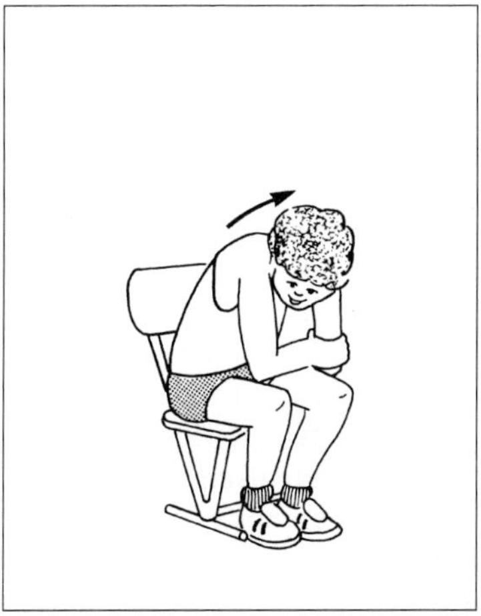

Abbildung 76:
Droschkenkutscher-Haltung: Man sagt 6mal hintereinander „Ich bin völlig entspannt“, die Augen sind geschlossen.

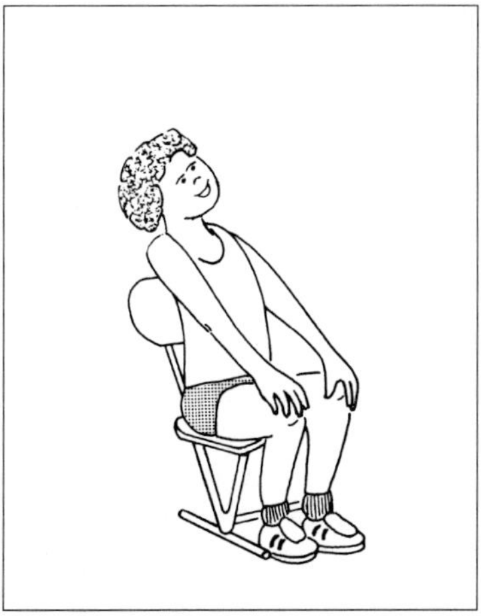

Abbildung 77:
Abschließend umfassende Aktivierung der Muskeln: Arme fest strecken, tief durchatmen, Augen auf!

Rücken und Osteoporose

Osteoporose – eine Volkskrankheit?

Osteoporose ist keine Krankheit im herkömmlichen Sinne; sie ist vielmehr das Endergebnis eines stark fortschreitenden oder allmählichen Verlustes von Knochensubstanz. Der „Hexenbuckel" wird heute leider als Mahnbild der Osteoporose benutzt (Abb. 78–80). Jede zweite Frau über 65 Jahren leidet zwar an dieser Krankheit, doch bei weitem wird nicht jeder Frauenrücken im höheren Alter die Form eines Hexenrückens annehmen. Diese Angst ist zwar in gewissem Maße berechtigt, wird aber auf unverantwortliche Weise von der pharmazeutischen Industrie gefördert.
Frauen sind von der Osteoporose häufiger betroffen als Männer: Mit 50 Jahren sollen etwa 10 %, mit 60 Jahren etwa 25 %, mit 65 Jahren 50 % und mit 70 Jahren 75 % der Frauen eine Osteoporose aufweisen *(Krokowski, Fricke)*. Oft werden vorbeugend Hormone gespritzt, Kalzium geschluckt oder jahrelang Fluoride eingenommen. Inwieweit diese Medikamente der Osteoporose vorbeugen oder sie heilen können, sei dahingestellt; Sie sollten darüber mit Ihrem behandelnden Arzt sprechen, denn kein „Fall" ist wie der andere. Eines kann ich Ihnen aber mit Sicherheit raten: Strampeln Sie gegen Ihren Knochenabbau! Trainieren Sie Ihre Muskeln, um sich täglich gegen die Schwerkraft der Erde aufrichten zu können. Bewegen Sie sich, so daß Rückenprobleme erst gar nicht auftreten, weil die tragenden, haltenden und bewegenden Organteile der Wirbelsäule durch Funktion in ihrer Funktion erhalten bleiben.

Untersuchungen an Spitzensportlern verschiedener Disziplinen haben ergeben, daß bei Sportlern die Knochendichte größer war als bei der Normalbevölkerung. Offensichtlich hat der stete Druck und Zug an den Knochen beim Sport zu einer höheren Verdichtung und einem höheren Kalksalzgehalt geführt. Mit Sport ist also tatsächlich eine Osteoporoseprophylaxe möglich! Prof. *Ringe* von

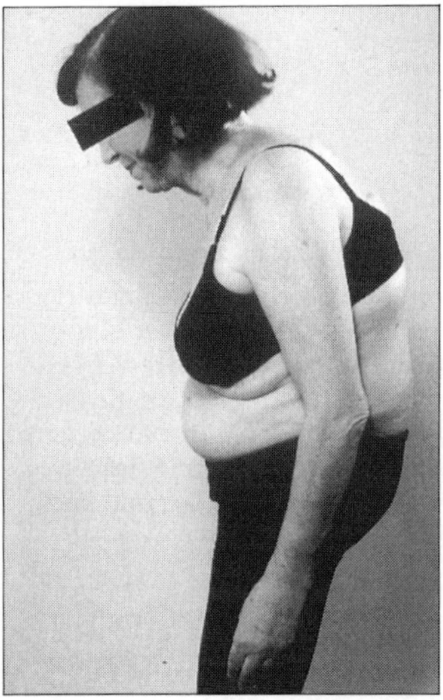

Abb. 78 Typischer „Matronenbuckel“[1].

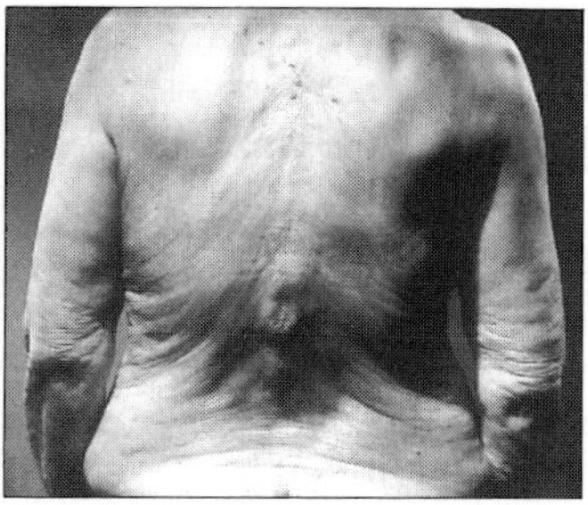

Abb. 79 Tannenbaumeffekt: Durch das „Zusammenbrechen“ der Wirbelkörper entstehen tannenbaumähnliche Hautfalten.

[1] Die Abbildungen 78–80 wurden uns freundlicherweise von der Opfermann Arzneimittel GmbH zur Verfügung gestellt.

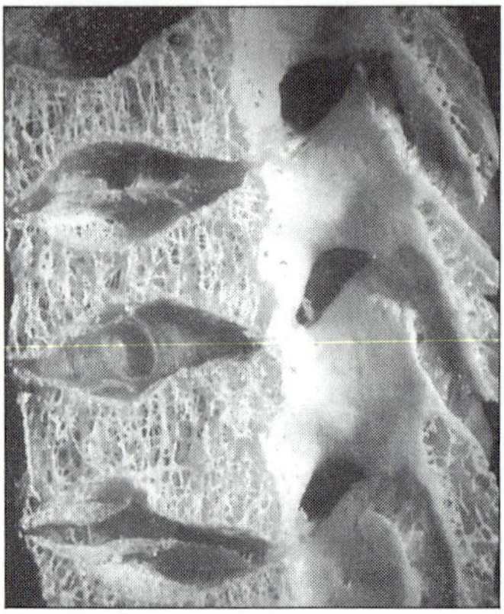

Abb. 80 Fischwirbelbildung: Stufenweise Verringerung der Knochendicke und zunehmende Porosität der Knochen. Wenn zwei benachbarte Wirbelkörper porös werden, brechen die Deck- und Bodenplatten der Wirbelkörper ein. Der Raum zwischen beiden Wirbelkörpern nimmt dann die Gestalt eines Fisches an.

der medizinischen Klinik der Universität Hamburg rät folgendes: Je mehr Ausgangsmaterial an Knochenmaterial eine Frau mit 50 Jahren hat, desto später wird sie sich „die Knochen brechen", denn durch Osteoporose werden die Knochen zerbrechlicher. Frauen sollten deshalb schon Jahre vor den Wechseljahren einem Abbau durch Sport und kalziumreiche Ernährung vorbeugen. Viel Kalzium ist in Käse, Milch und Nüssen sowie Gemüsearten, wie Fenchel und Brokkoli, enthalten.
Für ein Rückentraining ist es also nie zu spät; auch ältere Menschen, bei denen die Knochenmasse schon abgenommen hat, sollten Sport treiben, damit der noch vorhandene Kalksalzgehalt der Knochen erhalten und sogar vergrößert werden kann *(Keul)*. Prof. *Hollmann*, der Vorsitzende des Weltsportärzteverbandes, empfiehlt – auch für ältere Menschen – Kraftübungen. Schon das tagtägliche „Sich-auf-die-Beine-Stellen" ist ein Belastungsreiz, der dem Knochenschwund entgegenwirkt. In der Schwerelosigkeit (Astronauten) werden die Knochen zu wenig belastet, was

einen Verlust an Mineralien und Muskelmasse zur Folge hat. Astronauten müssen daher ein Trainingsprogramm, z. B. auf dem Fahrradergometer, durchführen.
Zu Beginn des Trainings ist jedoch Vorsicht geboten, da sich der Bewegungsapparat nur langsam an die funktionellen Beanspruchungen anpaßt. Nach Monaten und Jahren regelmäßigen Trainings werden die Gelenkflächen größer, die Gelenkknorpel werden dicker und können dadurch die Stöße besser abpuffern; auch der Bandapparat und die Gelenkkapseln werden kräftiger. Die Muskulatur nimmt an Umfang zu und erfüllt die Stützfunktion der beim Sport und der täglichen Belastung beanspruchten Gelenke besser. Bedenken Sie, daß die Wirbelsäule etwa hundert Gelenke hat, die stets bewegt werden wollen. Es kommt darauf an, regelmäßig zu trainieren, langsam zu beginnen und die Belastung zu steigern. Die Gesundheit muß tagtäglich neu erarbeitet werden!
Nicht immer ist die Osteoporose die Ursache eines runden Bukkels, sondern viel häufiger Mutlosigkeit oder Bequemlichkeit, sich täglich mit kräftigen Muskeln gegen die Schwerkraft aufzurichten.

Methoden

So wie es viele Wege nach Rom gibt, so gibt es auch viele Methoden, Verhaltensweisen zu ändern, Muskeln zu kräftigen oder beides zur eigenen Gesunderhaltung zu nutzen. Die Erkennung der eigenen Fehler, des eigenen Fehlverhaltens, der eigenen Schwächen ist schon der erste Schritt zur Besserung. So lehrt die *Feldenkrais-Methode* die Entdeckung des eigenen Körpers. Nach *Feldenkrais* ist seine Gymnastik Abenteuer für Kopf und Körper. Sein Zitat dazu: „Was ich will, sind nicht bewegliche Körper, sondern bewegliche Gehirne, Bewußtheit durch Bewegung und bewußtes Erleben der eigenen Bewegung."

Wo steht mein Kopf? Diese Frage ist die Basis der *Alexander-Technik*, die davon ausgeht, daß bei idealer Balance des Kopfes auf dem Hals auch der übrige Körper in der ausgewogenen Muskelbalance im Lot steht.

Das Ziel der Übungen des *propriozeptiven Rückentrainings* macht dem Rücken wieder bewußt, was er fühlen kann („Deine Wirbelsäule, das dir unbekannte Wesen"). Das Ziel der Übungen ist es, von der präventiven Sicht aus gesehen optimale Bewegungsstereotypien aufzubauen, von der therapeutischen Sicht aus Umprogrammierung des durch chronischen Schmerz veränderten Bewegungsstereotyps.

Für viele Menschen ist es nicht mehr möglich, sich zu entspannen und die Muskeln zu lockern. Hier helfen die *Jacobson-Methode*, das *autogene Training* und das *Hatha-Joga*. Ständig verspannte Muskeln verlieren an Leistungsfähigkeit. Ein ständig verspannter Mensch wird mit der Zeit krank.

Die funktionelle Bewegungslehre nach Frau Dr. *Klein-Vogelbach* sowie die Balancetherapie nach *Nowotny* verhelfen dem aus dem Lot Geratenen durch Belanceübungen wieder ins Lot zu kommen (wohl physisch und psychisch!).

Um das Lot dreht sich auch bei der *Rolfing-Methode* alles, was gelehrt wird: körperliches und seelisches Gleichgewicht durch die

Rolfing-Methode. *Ida Rolf* bezeichnete ihre Therapie als sanfte intensive Bildhauerei mit dem lebendigen Menschen, der sich in aufrechter Haltung im Schwerefeld der Erde zu bewegen hat. Ihr wichtiges Zitat: Wir sind noch keine aufrechten Menschen, sondern erst auf dem Weg dorthin.

Aus Asien wird mehr und mehr das *T'ai Chi Ch'uan* übernommen, das bekannt ist als das chinesische Schattenboxen. Das T'ai Chi erhält und erhöht die Möglichkeiten körperlichen Wohlbefindens, vertieft die Atmung, löst körperliche und seelische Verspannungen, fördert Körperbewußtsein und die natürliche Beweglichkeit. Während des Übens in der Kurzform des T'ai Chi werden alle Muskeln, Sehnen, Gelenke und Knochen in ausgewogener Weise bewegt, Flexibilität und Geschmeidigkeit geschult und gestärkt. Besonders günstig wirkt sich diese Therapie und diese sportliche Betätigung auf die Haltung des Rückens, auf Kreislauf, Stoffwechsel, Verdauung und Atmung aus. Gewissermaßen kann aus dieser Methode Lebensenergie physisch und psychisch geschöpft werden.

Übungsteil

Körperstabilisationsübungen und Spannungsvermittlung durch Ganzkörperübungen (L. Meissner)

Auflockern = Einstimmen – Bewegen – Koordinieren (warming up)

Dieser Aufwärmteil soll nicht nur stures Rundenlaufen, Bahneneinschwimmen, Einspielen etc. bedeuten. Durch Bewegungen in alle Richtungen, z. B. vor- und rückwärts, in verschiedenen Formen, wie Kreisen, Achtertouren, Diagonalen, Stop and go, Wellen, Schlangenlinien und ähnlichem, verbinden wir Bewegung und Koordination. Geländeunebenheiten, Hindernisse, Partner und Geräte können mit verwendet werden.

Spannungsvermittlung durch Ganzkörperübungen – Stabilisation

Am menschlichen Bewegungsapparat finden sich nicht nur typische zur Verkürzung, sondern ebenso zur Abschwächung neigende Muskelgruppen. Dies läßt sich aus der Struktur und der Funktion der jeweiligen Muskeln erklären, auf die hier nicht näher eingegangen werden soll.
Entsteht aufgrund mangelnder Beanspruchung oder auch einseitiger Überbelastung ein Ungleichgewicht in einem Körperabschnitt, so kann dies, gefördert durch die jeweilige Verkürzungs- bzw. Abschwächungsneigung, zu einer Funktionsstörung des Bewegungsapparates führen. Das folgende Beispiel soll diesen Zusammenhang erläutern (Abb. 1): Die hier schematisch dargestellte Störung des Lenden-Becken-Hüft-Bereiches ist eine häufige

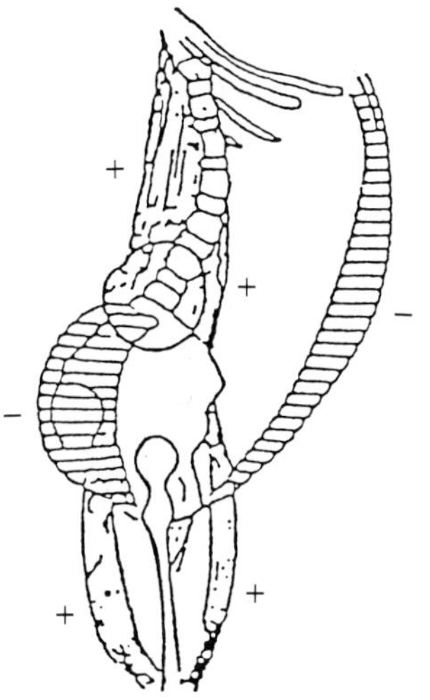

Abb. 1 Verstärkte Beckenkippung entstanden durch muskuläres Ungleichgewicht
+ = verkürzte Muskeln
− = abgeschwächte Muskeln.

(nicht ausschließliche!) Ursache für sogenannte „Kreuzschmerzen".

Das Ziel der funktionellen Muskelkräftigung ist es, eine ausreichende Körperstatik zu fördern, die eine weitere Belastung möglichst beschwerde- und verletzungsfrei ermöglicht. Sie soll nicht mit einem Krafttraining verwechselt werden, sondern vielmehr die Basis hierfür schaffen. Eine der Grundforderungen ist deshalb auch, zuerst größtmögliche Stabilisationsfähigkeit des eigenen Körpers zu erreichen, bevor mit Zusatzlasten gearbeitet wird.

Die im folgenden zusammengestellten Kräftigungsübungen beinhalten stets komplexe Beanspruchungsformen, weshalb auch keine einzelnen Muskelgruppen wie bei der Muskeldehnung benannt werden. Alle Übungen haben den großen Vorteil, ohne Geräte und unabhängig von bestimmten Räumlichkeiten durchgeführt werden zu können. Die zunächst nicht sehr attraktiven und manchmal ungewöhnlichen Übungen erfordern Konzentration und Konsequenz in der Durchführung.

Für alle aufgeführten Übungen gelten folgende Prinzipien:

- Langsam und genau üben
- Nicht Schwung holen oder dem geforderten Bewegungsablauf ausweichen
- Jede Position soll bis zu 20 Sekunden gehalten werden
- Zunächst mit 5–10 Wiederholungen beginnen
- Die Einzelübung wird bei beginnender Muskelermüdung beendet (erreichte Wiederholungszahl notieren)
- Bei jeder Übungseinheit möglichst um 1–2 Wiederholungen steigern
- Bei sicherer Beherrschung der Einzelübung kann dies auch in einer Frequenz von ca. 2 Sekunden Anspannung/2 Sekunden Entspannung durchgeführt werden. Diese dynamische Form kann im Wechsel mit der statischen in verschiedenen Übungseinheiten angewandt werden
- Die Dauer der gesamten Übungseinheit muß nicht länger als 15–25 Minuten sein. Die Übungen sollten jedoch zu einer möglichst häufigen Gewohnheit werden.

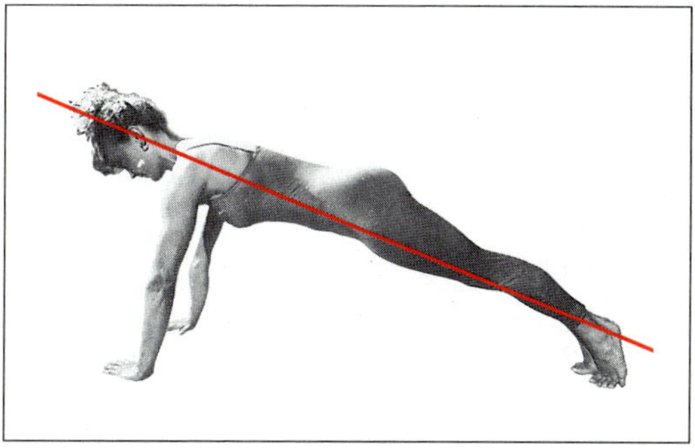

Übung 1

1. Übung (Liegestütz auf den Handflächen)

Beachte: Der gesamte Körper ist von Kopf bis Fuß gespannt und gerade. Die Fingerspitzen zeigen leicht nach innen, die Ellenbogen sind leicht gebeugt, die Füße stehen hüftbreit.

Bewegungsauftrag: Halten der Position.

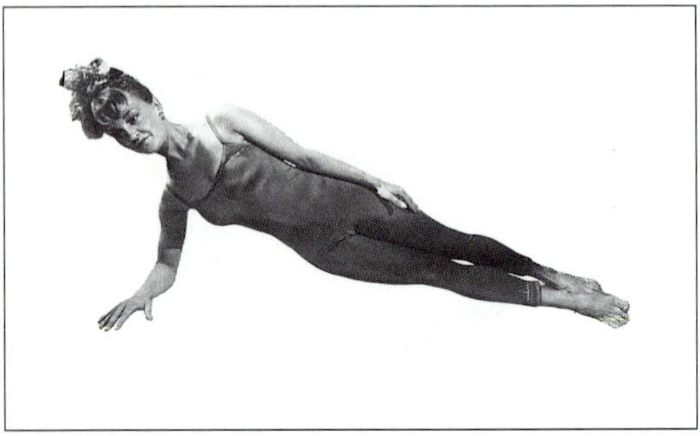

Übung 2

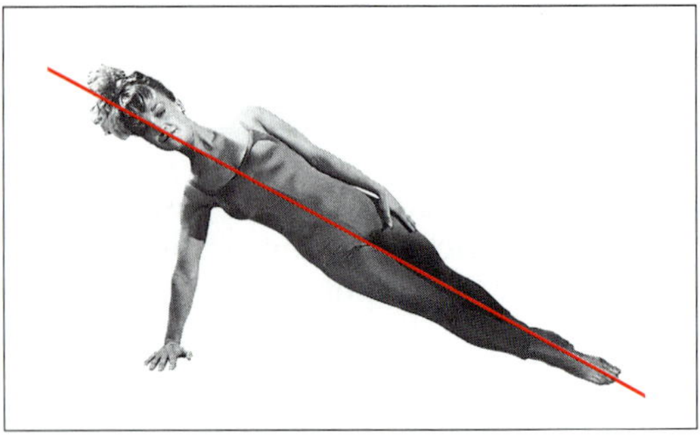

Übung 3

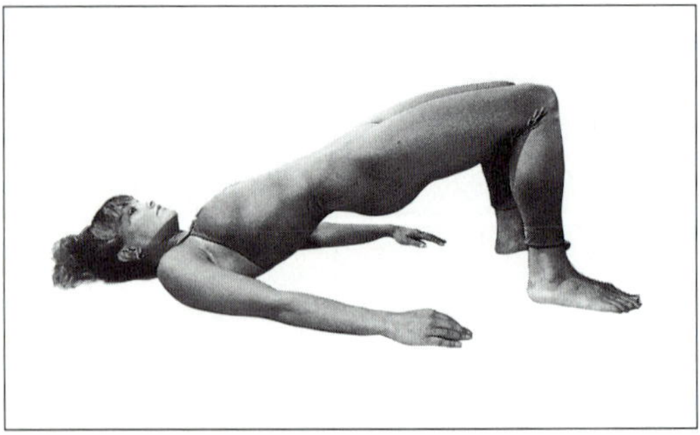

Übung 4

2. Übung (Seitstütz auf dem Unterarm)

Beachte: Körper und Beine bilden eine gerade Linie.

3. Übung (Seitstütz auf der Hand)

Beachte: Finger zeigen nach vorne, Ellbogen leicht gebeugt.

Bewegungsauftrag: Becken vom Boden in die Endposition.

4. Übung (Rumpfstütz aus der Rückenlage)

Beachte: Körperspannung vom Kopf bis zu den Füßen.

Durchführung: Gesäß in die Endposition bringen.

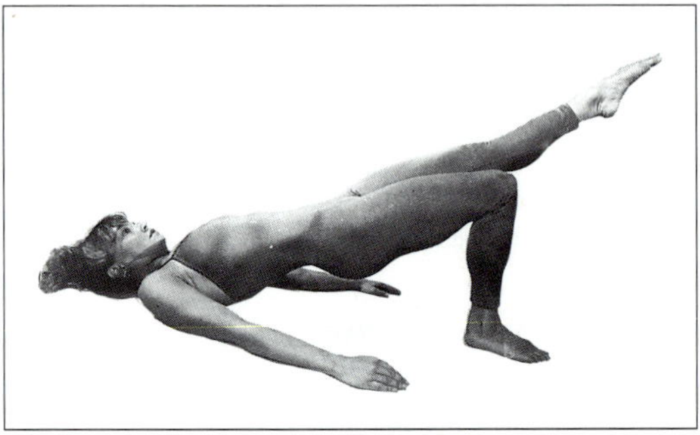

Übung 5

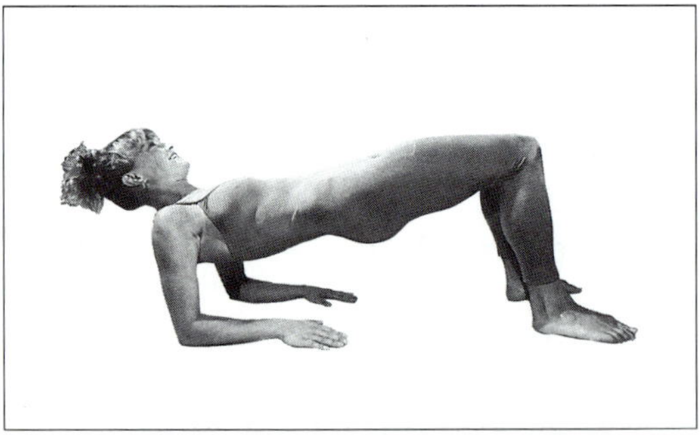

Übung 6

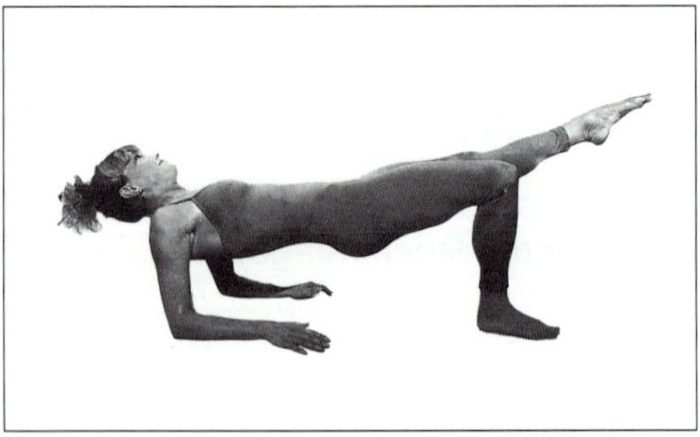

Übung 7

5. Übung (Rumpfstütz in erschwerter Form)

Beachte: Ausgangsstellung wie Übung 4; zusätzlich wird ein Bein gehoben bis zur Verlängerung des Rumpfes. Mit dem Abheben des Beines soll dieselbe Beckenseite nicht absinken.

6. Übung (Rumpfstütz auf den Unterarmen)

Durchführung wie Übung 4.

Beachte: Die Schultern sollen nicht zwischen den stützenden Armen absinken.

7. Übung (Rumpfstütz auf den Unterarmen in erschwerter Form)

Mit Anheben des Beines soll dieselbe Beckenseite nicht absinken.

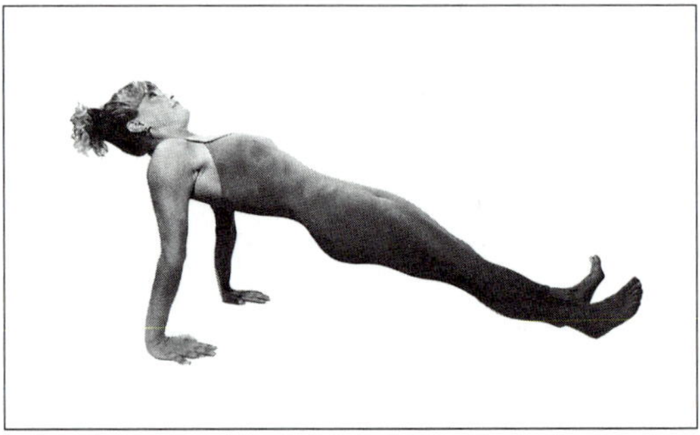

Übung 8

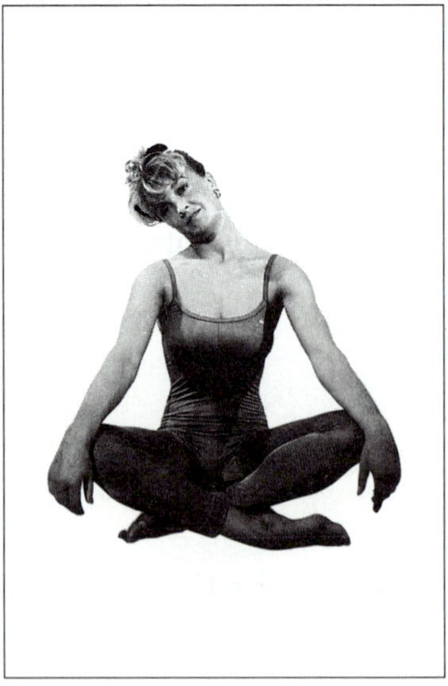

Übung 9a

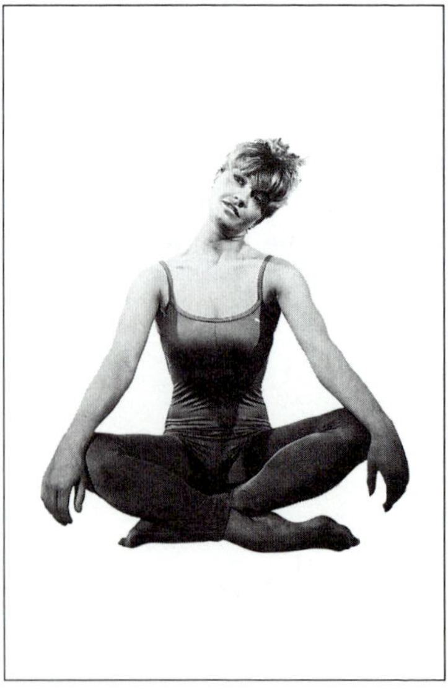

Übung 9b

8. Übung (Liegestütz rücklings)

Durchführung: Halten der Position. Finger zeigen fußwärts.

9. Übung

Kopf seitwärts langsam im Wechsel nach rechts und links neigen.

Beachte: Die Nase zeigt immer nach vorne.

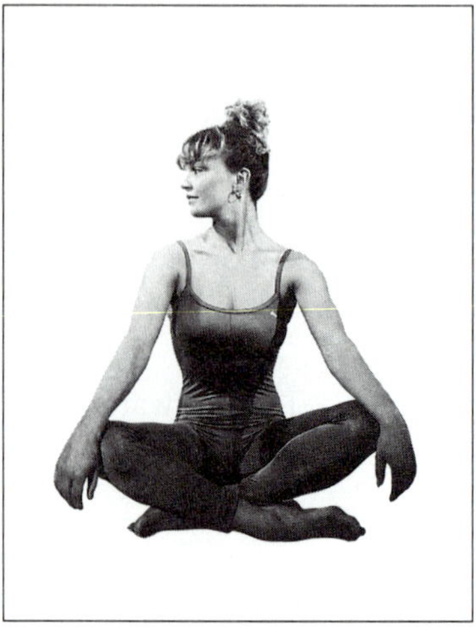

Übung 10

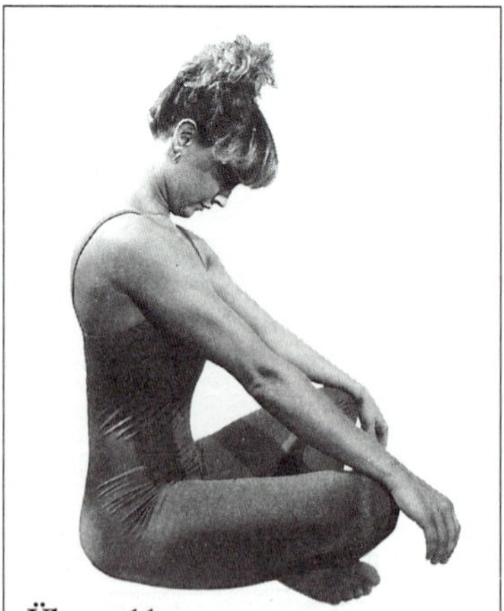

Übung 11a

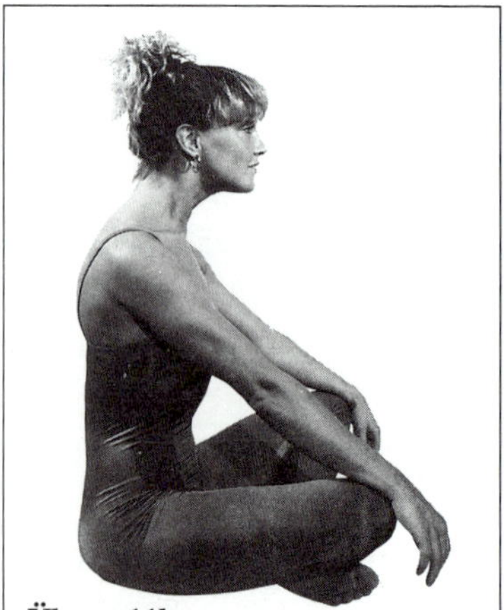

Übung 11b

10. Übung

Kopf langsam im Wechsel zur rechten und linken Schulter drehen.

Beachte: Der Nacken bleibt gerade.

11. Übung

Kopf im Wechsel nach vorne (Kinn ran) und nach hinten (Kinn rausschieben).

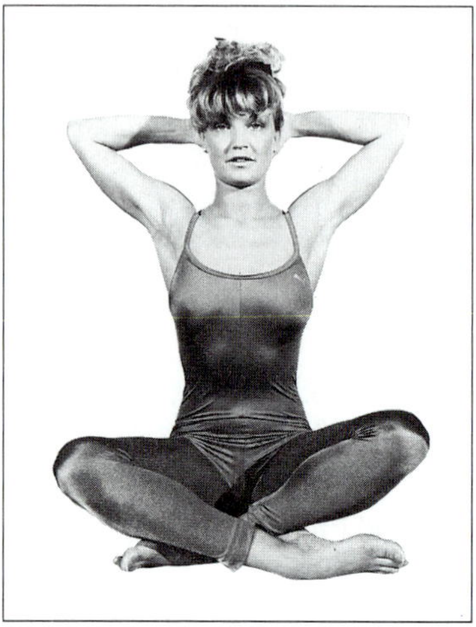

Übung 12a

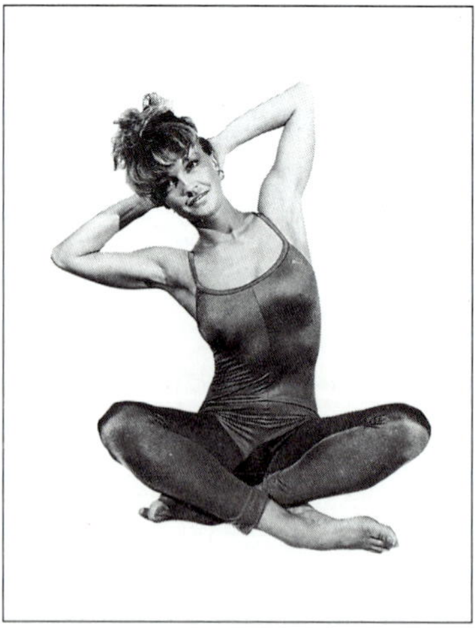

Übung 12b

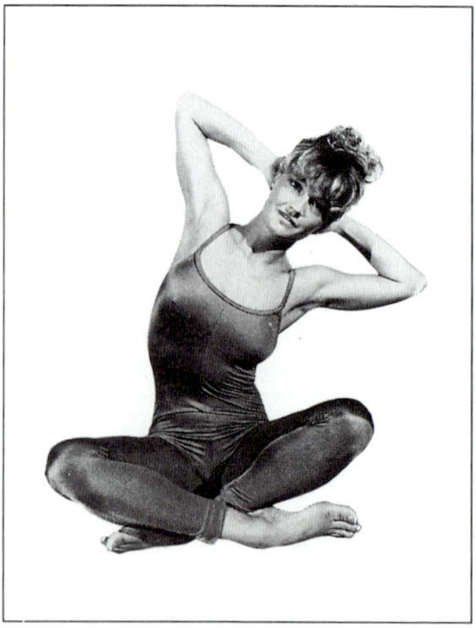

Übung 12c

12. Übung

Hände hinter dem Kopf falten, Kopf und Schultergürtel im Wechsel nach rechts und links neigen.

Beachte: Der Rücken bleibt gerade.

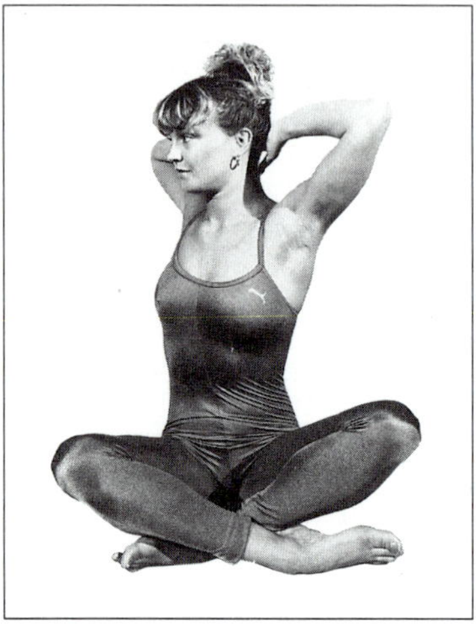

Übung 13a

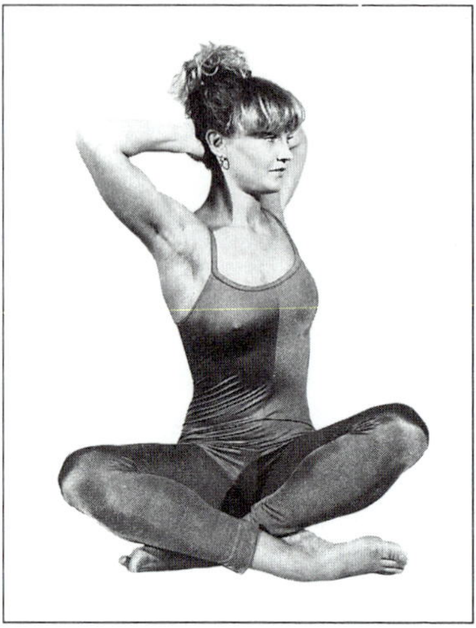

Übung 13b

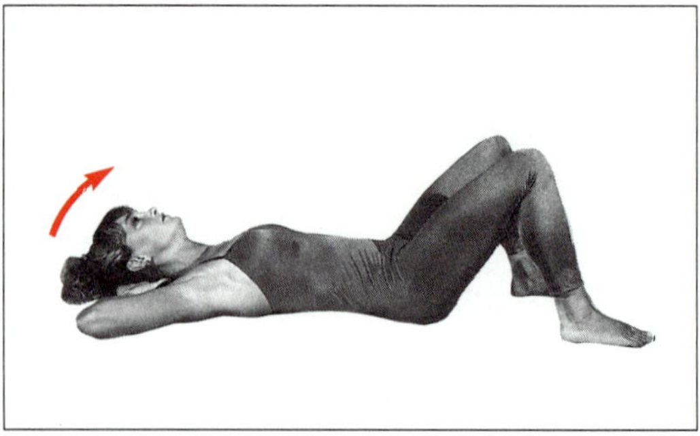

Übung 14

---

13. Übung

Hände hinter dem Kopf falten, Kopf und Schultergürtel im Wechsel nach rechts und links drehen.

Beachte: Der Rücken bleibt gerade.

14. Übung

Hände hinter dem Kopf falten, Kopf und Schultergürtel im Wechsel anheben (Kinn rein) und ablegen (Kinn raus).

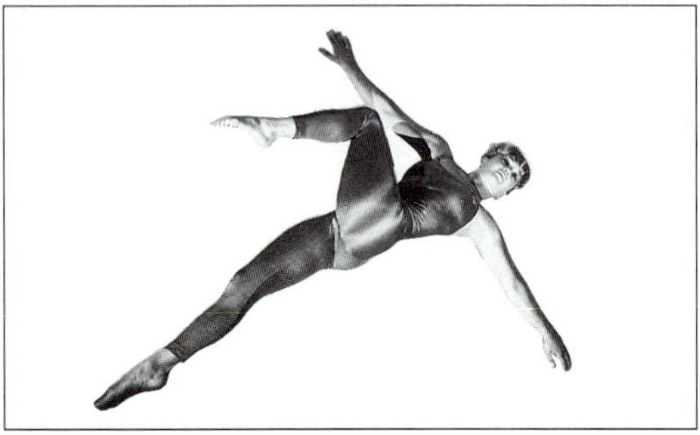

Übung 15

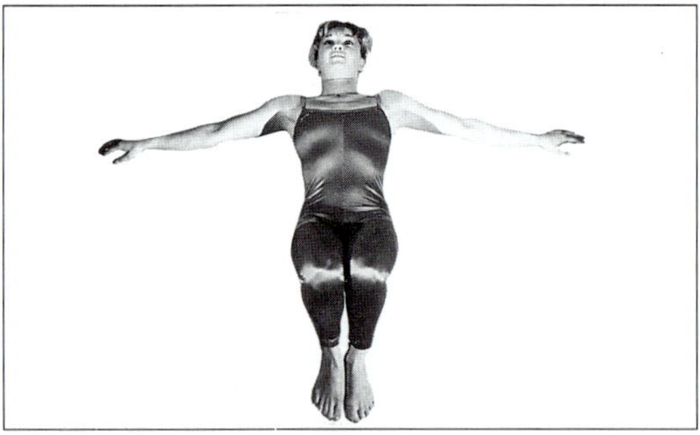

Übung 16a

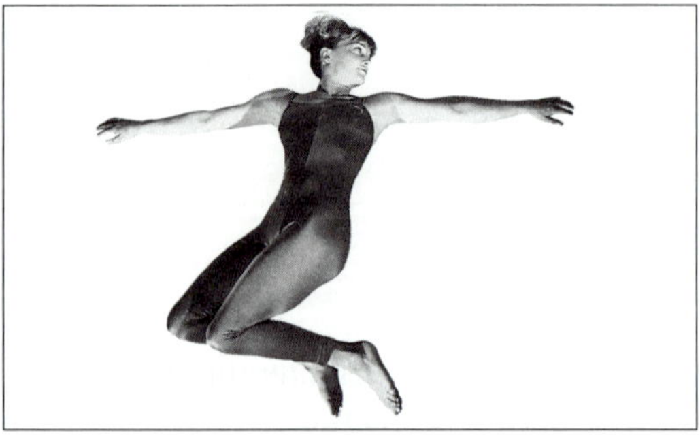

Übung 16b

15. Übung

Rechts oder linkes Bein langsam im Wechsel diagonal zur entgegengesetzten Schulter ziehen und ablegen.

16. Übung

Beine gebeugt, beide Beine langsam im Wechsel nach links und rechts ablegen, den Kopf leicht entgegengesetzt bewegen.

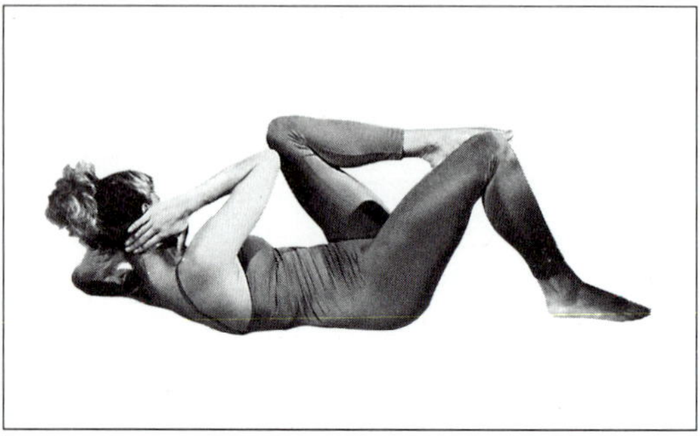

Übung 17a

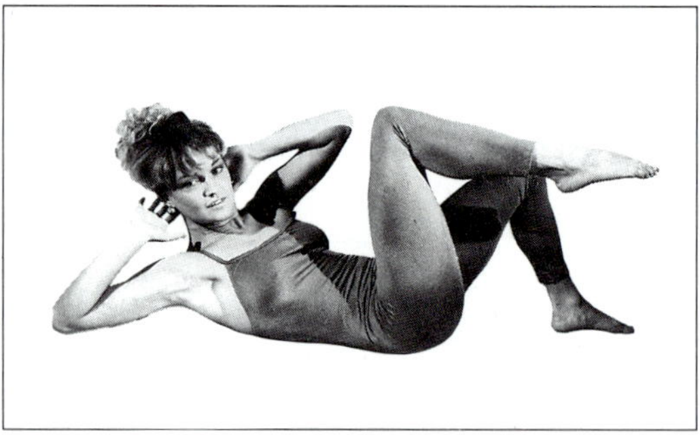

Übung 17b

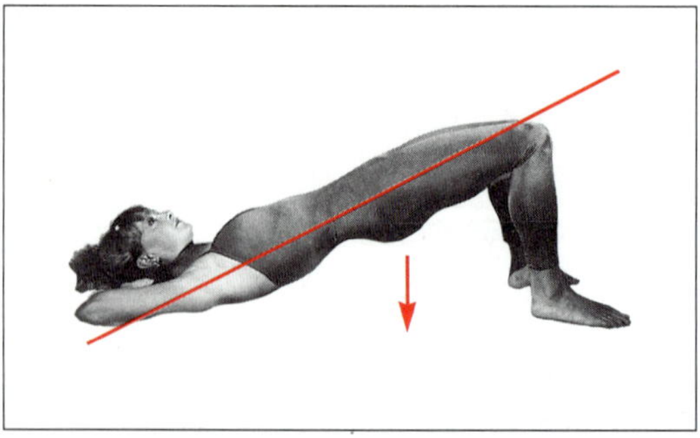

Übung 18

17. Übung

Hände hinter dem Kopf falten, rechten Ellbogen und linkes Knie langsam zusammenführen, danach entgegengesetzt.

Beachte: Mäßiges Tempo.

18. Übung

Beine gebeugt, Gesäß bis zur Hüftstreckung abheben und wieder ablegen.

Beachte: Körper bildet eine Linie.

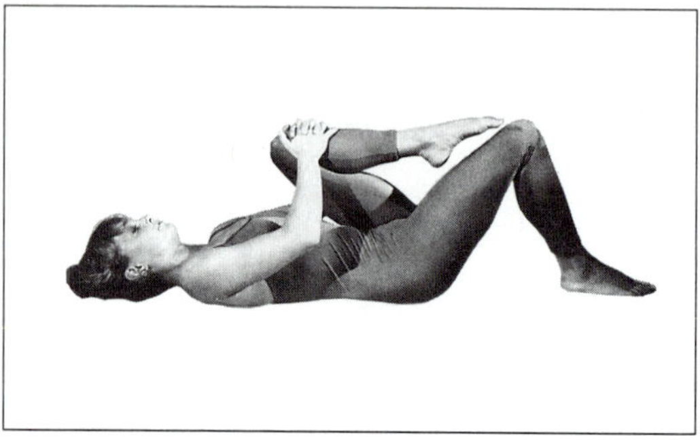

Übung 19a

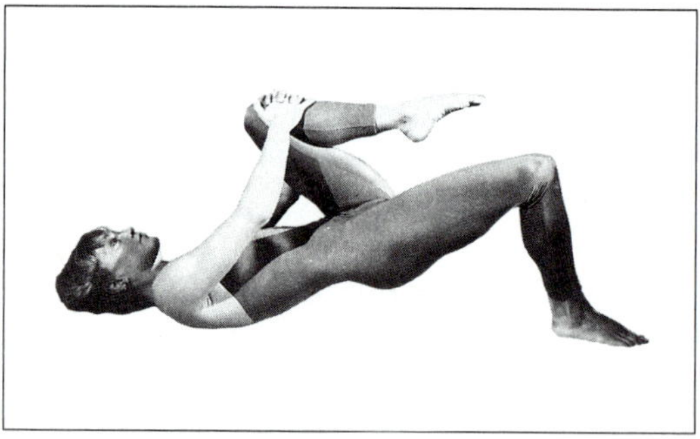

Übung 19b

19. Übung

Ein Bein angestellt, ein Knie zum Bauch ziehen, Gesäß bis zur Hüftstreckung heben und wieder senken, dann wechseln.

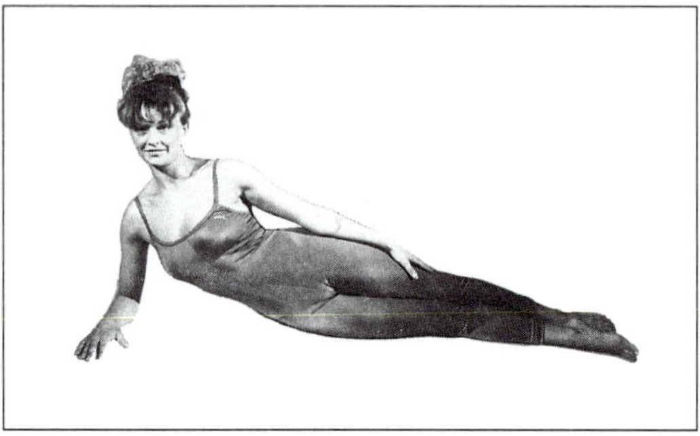

Übung 20a

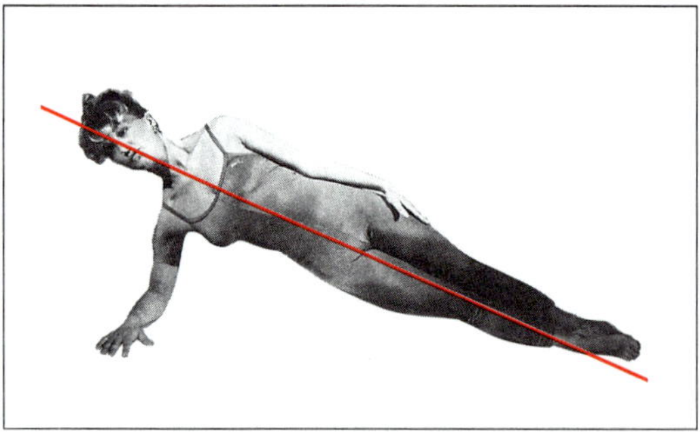

Übung 20b

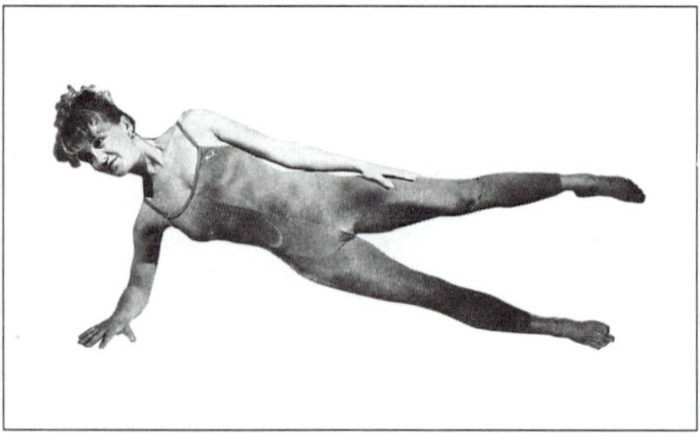

Übung 21

20. Übung (Rumpfstabilisation)

Stütz auf einem Unterarm, Beine liegen aufeinander oder nebeneinander.

Durchführung: Becken heben, bis Körper und Beine eine Gerade bilden.

Beachte: Mäßiges Tempo.

21. Übung (Rumpfstabilisation in erschwerter Form)

Durchführung wie Übung 20. Das oben liegende Bein wird angehoben.

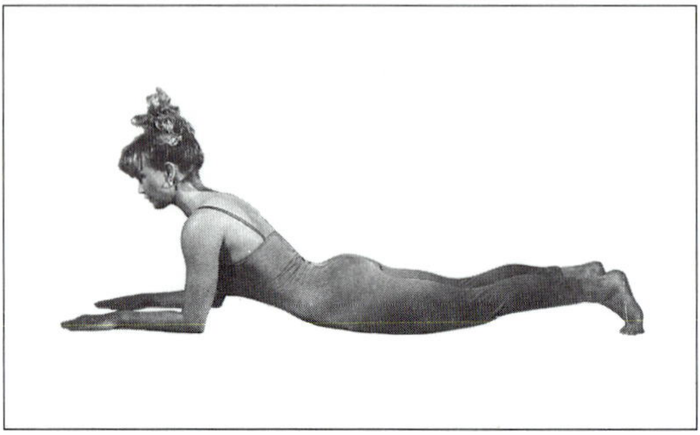

Übung 22a

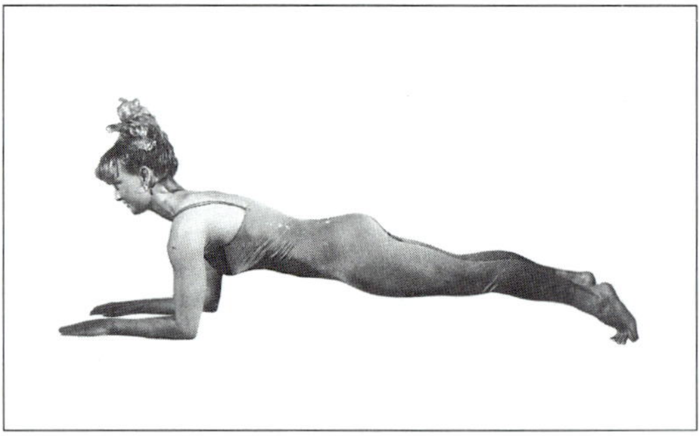

Übung 22b

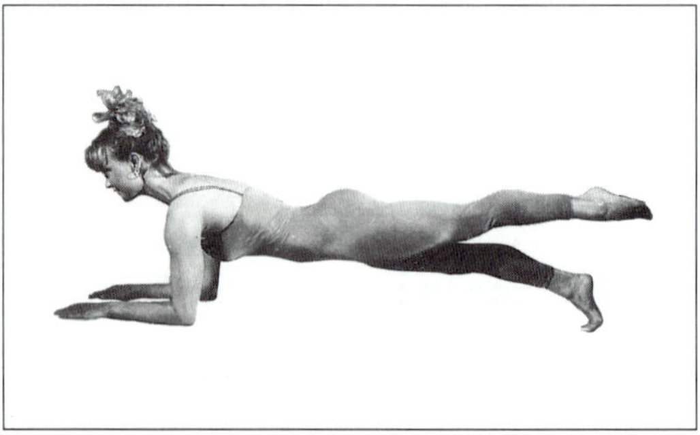

Übung 23

22. Übung (Kräftigung des Schultergürtels und des Rumpfes)

Unterarmstütz, Anheben des Beckens, bis Rumpf und Beine eine Gerade bilden.

Beachte: Halten der Position.

23. Übung (Kräftigung des Schultergürtels und des Rumpfes in erschwerter Form)

Durchführung wie Übung 22. Abheben eines Beines, wechselseitige Ausführung.

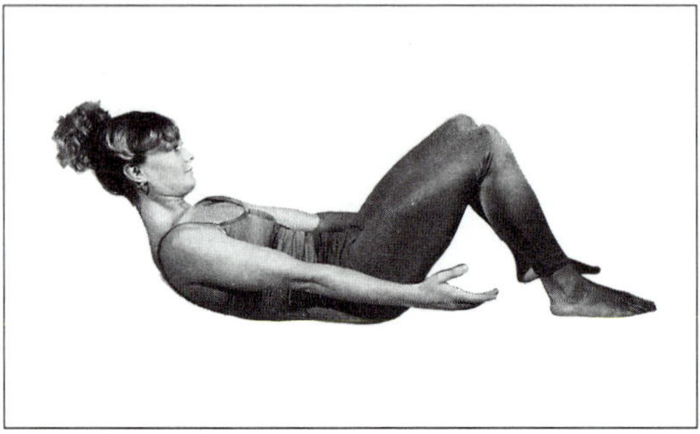

Übung 24a

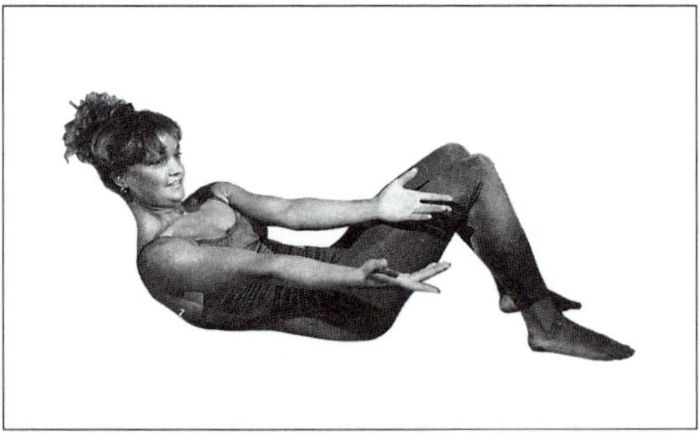

Übung 24b

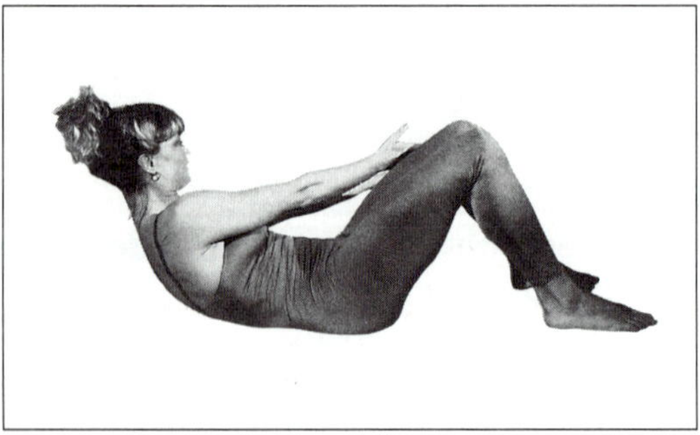

Übung 24c

24. Übung (Kräftigung der Bauchmuskulatur)

Die Beine sind in Rückenlage angestellt, die Arme leicht angehoben, Hände nach außen drehen. Im Wechsel nach rechts und nach links hochschieben, bis eine spürbare Spannung in der Bauchmuskulatur auftritt.

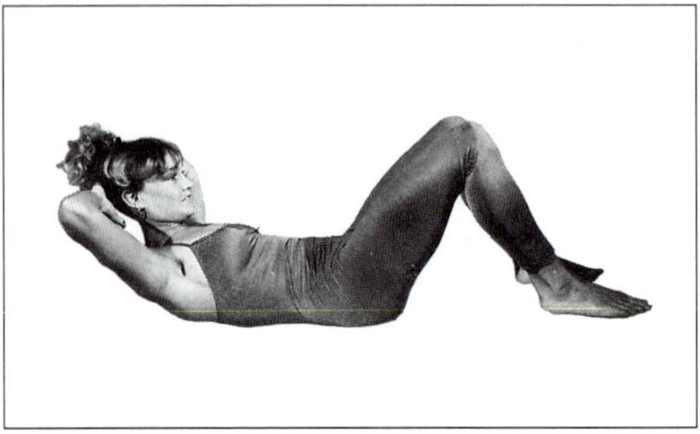

Übung 25a

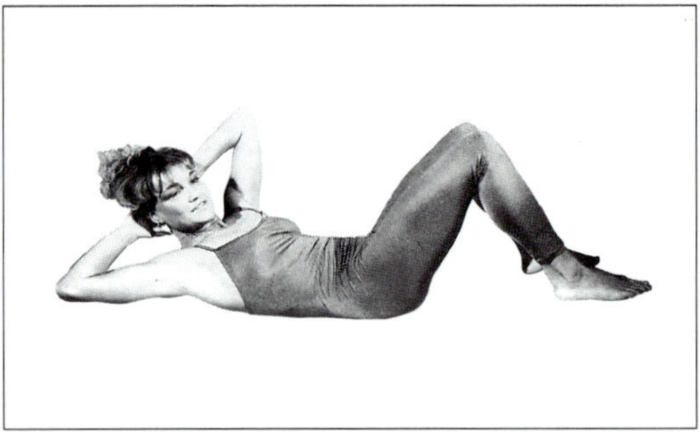

Übung 25b

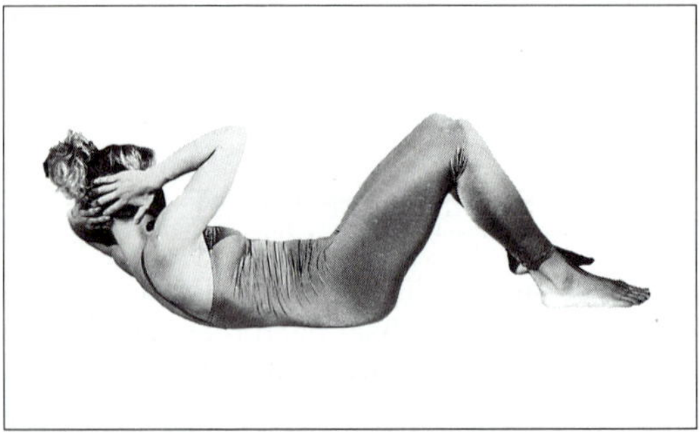

Übung 25c

25. Übung (Kräftigung der Bauchmuskulatur in erschwerter Form)

Hände hinter den Kopf, im Wechsel mit dem linken und rechten Ellbogen zum entgegengesetzten Knie ziehen. Mäßiges Tempo.

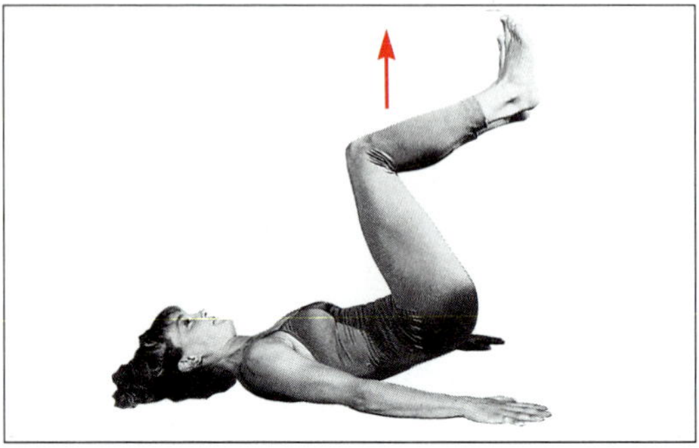

Übung 26a

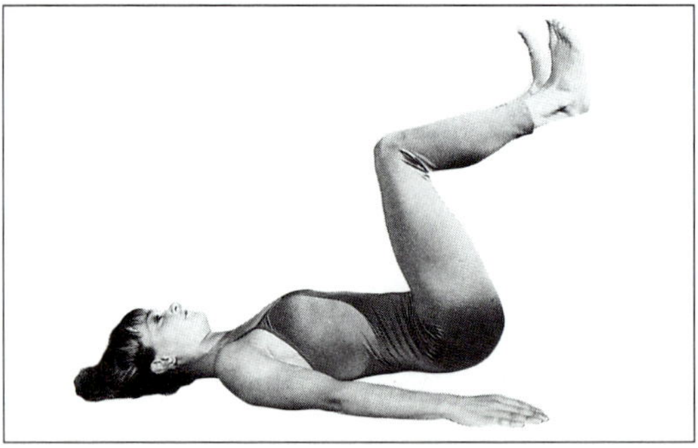

Übung 26b

26. Übung (Variationsmöglichkeit des Bauchmuskeltrainings)

Anheben des Beckens durch Bauchmuskel- und Armeinsatz.

Beachte: Mäßiges Tempo.

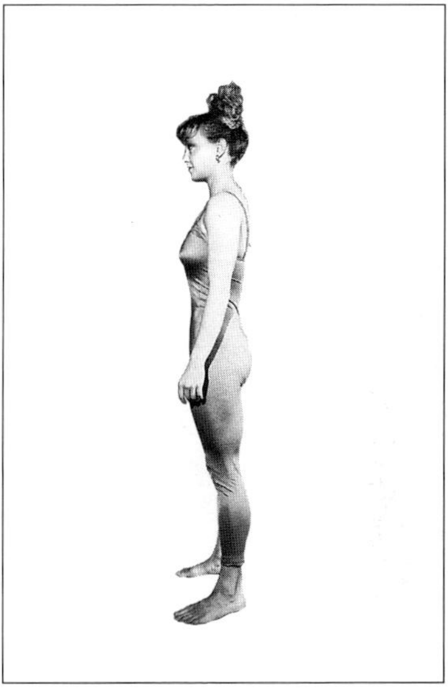

Übung 27a

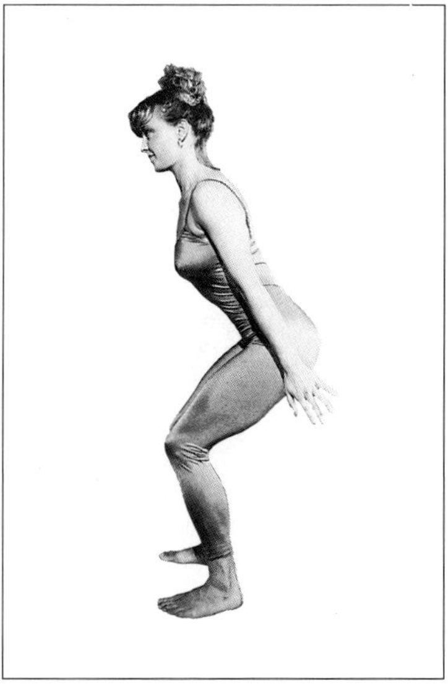

Übung 27b

27. Übung (Kräftigung von Oberschenkel und Gesäß)

Aus dem aufrechten Stand mit hüftbreit gegrätschten Beinen in die leichte Kniebeuge gehen und wieder aufrichten.

Beachte: Körper und Arme sind gestreckt, hier mit 30 langsamen Wiederholungen beginnen.

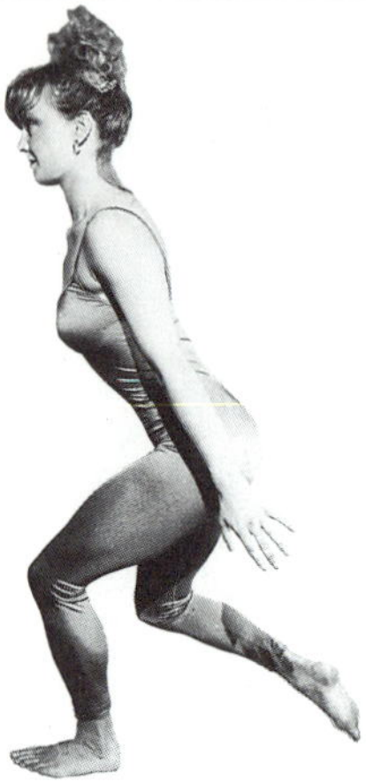

Übung 28

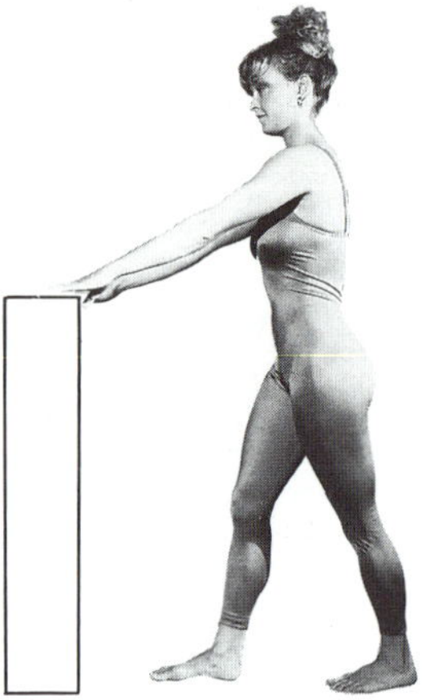

Übung 29

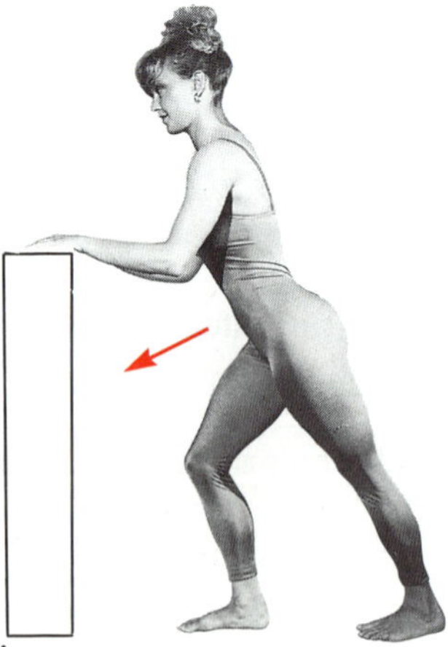

Übung 30

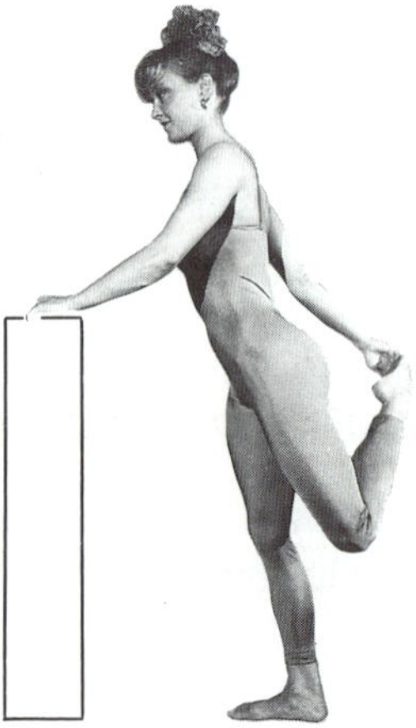

Übung 31

28. Übung (Kräftigung von Oberschenkel und Gesäß in erschwerter Form)

Leichte Kniebeuge auf einem Bein.

29. Übung (Dehnung der Wadenmuskulatur)

Schrittstellung, am hinteren Bein wird die Dehnung wirksam.

Durchführung: Ferse des hinteren Beines berührt den Boden, hinteres Knie gestreckt, Becken nach vorne führen, bis leichtes Dehnungsgefühl in der hinteren Wade auftritt.

30. Übung (Dehnung der kurzen Wadenmuskeln des hinteren Beines)

Durchführung wie Übung 29, nur mit leichter Kniebeugung beider Beine.

31. Übung (Dehnung der vorderen Oberschenkel- und Hüftbeugemuskeln)

Das zu dehnende Bein (im Bild das linke) wird mit der entgegengesetzten Hand nach hinten gezogen, bis ein leichtes Dehngefühl in der Oberschenkelvorderseite auftritt.

Beachte: Bauchmuskeln anspannen.

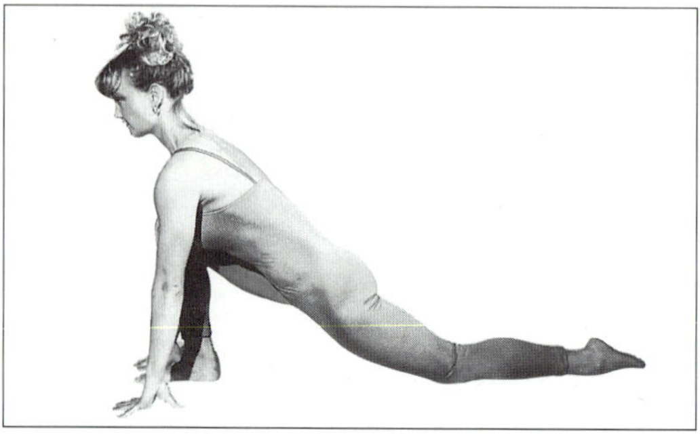

Übung 32

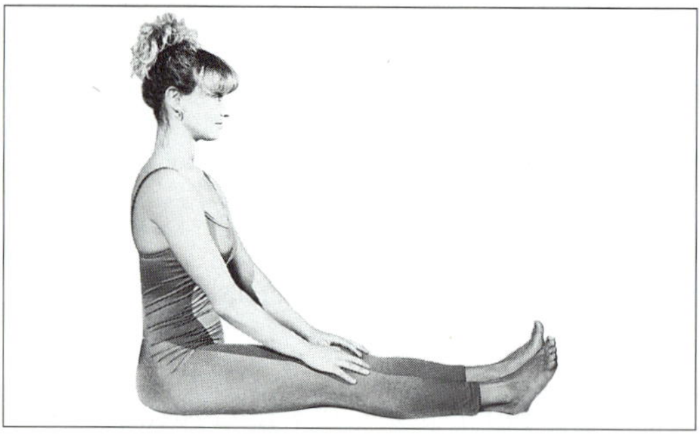

Übung 33a

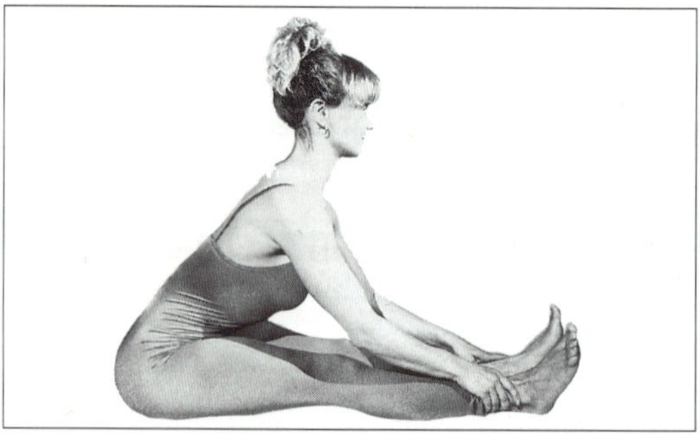

Übung 33b

32. Übung (Variante zu Übung 31)

Auf dem einen Bein Kniestand; das Spielbein so weit nach hinten führen, bis ein Dehngefühl in der Leistenbeuge spürbar ist.

33. Übung (Dehnung der hinteren Oberschenkel- und Wadenmuskulatur)

Beachte: Oberkörper möglichst gerade nach vorne bringen, Fußspitzen hochziehen.

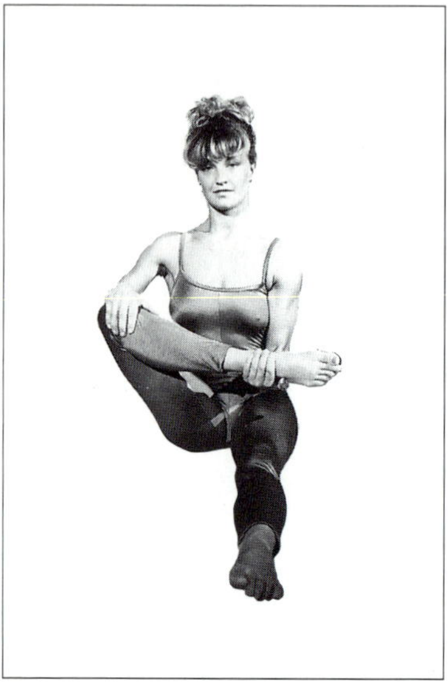

Übung 34

34. Übung (Dehnung der Gesäßmuskulatur)

Das Bein wird gebeugt zum Bauch gezogen.

35. Übung (Wirbelsäulenbewegung)

Mit den Händen die Knie umfassen und langsam nach vorn und hinten rollen.

Beachte: Langsame Ausführung.

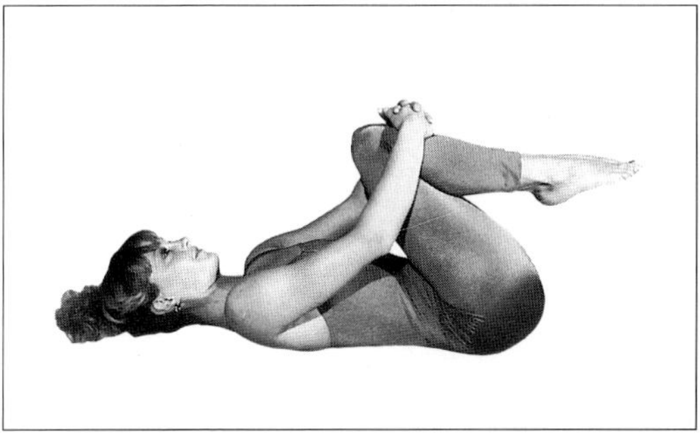

Übung 35a

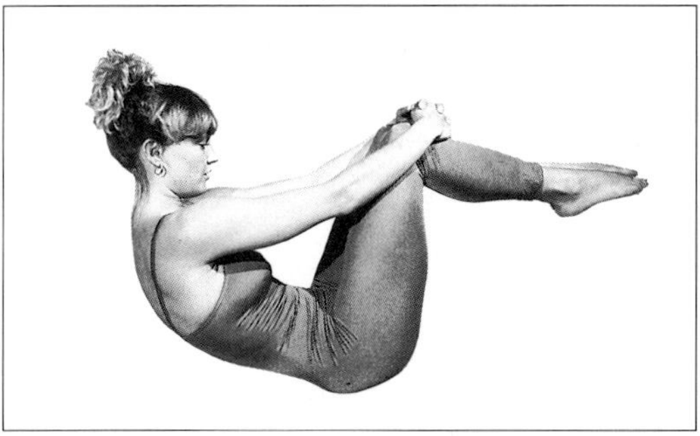

Übung 35b

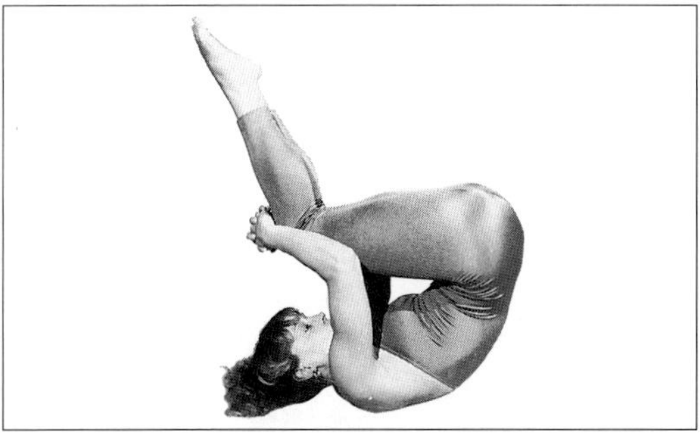

Übung 35c

Training mit dem Trimilin

In den USA macht seit mehreren Jahren ein kleines Trainingsgerät Furore. Seit ca. 1980 hat es auch in Europa seine Karriere begonnen. Wir sprechen von einem Minitrampolin oder „Rebounder" (aus dem Englischen „to rebound" = zurückfedern).

Die NASA (US-Weltraumbehörde) unternahm es als erste, den Trainingseffekt des Trampolinspringens wissenschaftlich zu untersuchen und zu messen. Man kam auf erstaunliche Resultate: Die größte Körperbeschleunigung (als Indikator für die geleistete Arbeit) ist beim Trampolinspringen bei gleichem Sauerstoffverbrauch bedeutend höher (bis zu 68 %) als bei einem Lauftraining. Mit anderen Worten: Beim Rebounding wird mit einer gegebenen Menge Sauerstoff viel mehr geleistet als auf einem Laufband. Dieses Mehr an Trainingsleistung bei gleichem Sauerstoffverbrauch läßt uns ein Training auf der Trampolinmatte als vergleichsweise einfach und nicht anstrengend erscheinen. Und dies, obwohl damit der gleiche oder ein noch besserer Trainingseffekt erzielt wird als bei einem Training auf dem Boden.

Für die Behandlung von Rückenbeschwerden sollte man allerdings darauf achten, auf einem solchen Minitrampolin nicht zu hoch zu springen. Auf einem qualitativ hochwertigen Gerät mit weicher, elastischer Federung erreichen Sie – auch ohne von der Matte abzuheben – eine so intensive Schwingung, daß Sie alle Vorteile dieser einzigartigen Bewegung ohne übermäßige Stauchung von Gelenken oder Wirbelsäule genießen können. Für die folgenden Übungen wurde ein Trimilin verwendet.

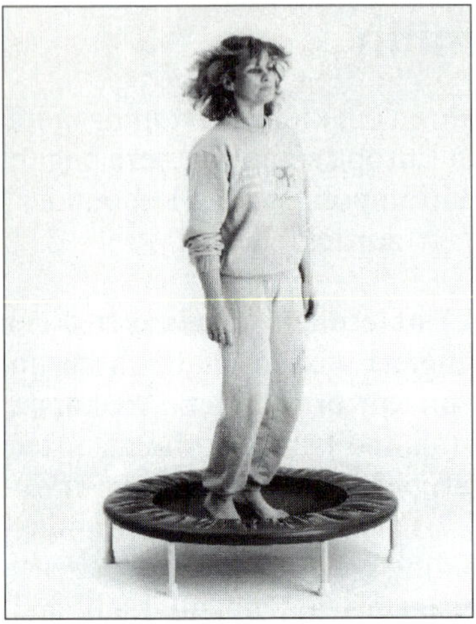

Übung 1

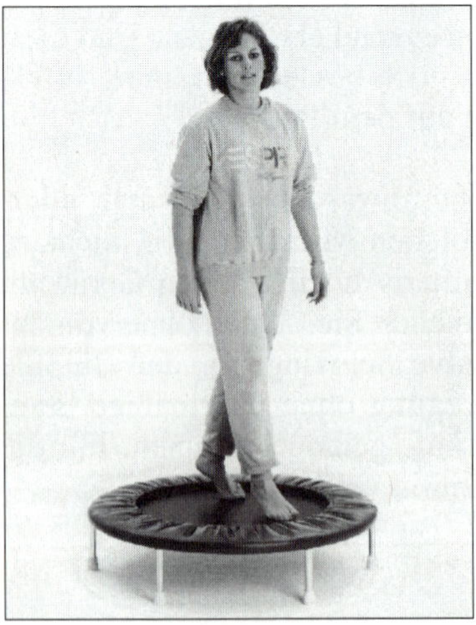

Übung 2

Übung 1: Auf- und Abfedern

Beginnen Sie ganz locker, auf dem Trimilin auf- und abzufedern. Springen Sie nicht hoch, sondern halten Sie Kontakt mit der Matte. Entspannen Sie Ihre Schultern und Arme und atmen Sie vollständig aus.

Übung 2: Fußwechsel

Bringen Sie abwechselnd den rechten und den linken Fuß nach vorne.

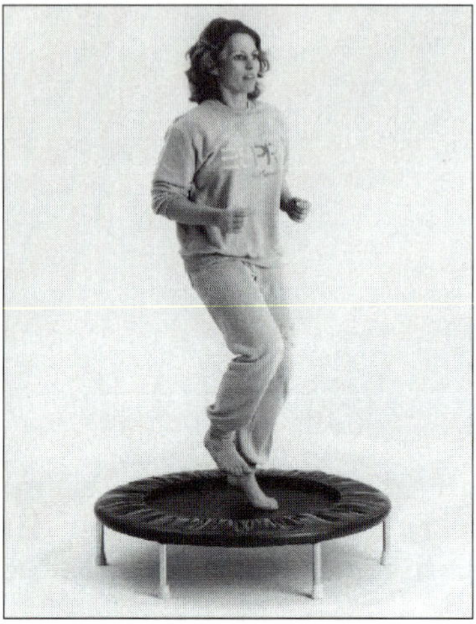

Übung 3

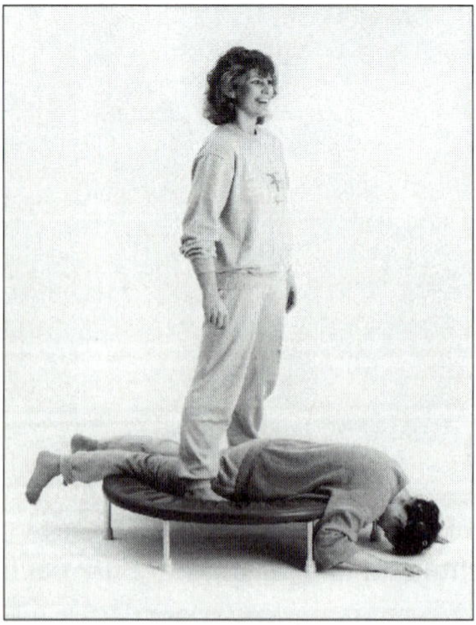

Übung 4

Übung 3: Leichtes Jogging

Beginnen Sie mit einer Gehbewegung. Mit zunehmender Fertigkeit können Sie langsam in eine Laufbewegung übergehen.

Übung 4: Partnerübung zur Mobilisation der Wirbelsäule

Legen Sie sich mit dem Bauch auf das Trimilin, so daß der Kopf über den Rand hinausschaut und frei pendeln kann. Unterarme und Hände locker auf den Boden legen. Der Partner steht auf der Sprungmatte und schwingt ganz leicht auf und ab, später auch von links nach rechts. Entspannen Sie insbesondere den Schulter-Nakken-Bereich, so daß die Bewegung von den Füßen bis zum Kopf harmonisch durchschwingt.

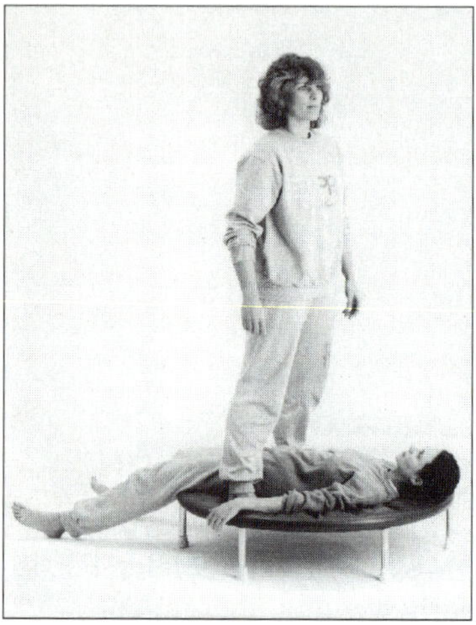

Übung 5

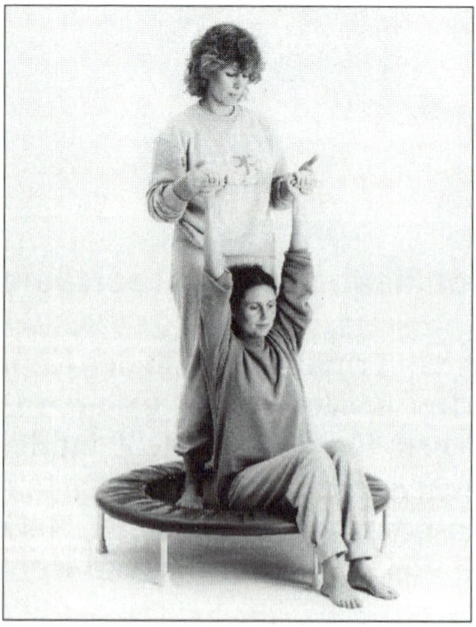

Übung 6

Übung 5: Partnerübung zur Mobilisation der Wirbelsäule

Gleiche Übung wie Übung 4, aber der liegende Partner legt sich auf den Rücken mit dem Kopf auf die Randabdeckung. Ggf. Kissen unter den Kopf legen. Die Füße mal etwas näher oder weiter entfernt vom Trimilin-Rand auf dem Boden aufsetzen.

Übung 6: Partnerübung zur Entlastung der Wirbelsäule

Setzen Sie sich in die Mitte der Trimilin-Sprungmatte. Füße auf den Boden aufsetzen. Der Partner stellt sich dahinter, ebenfalls auf die Sprungmatte. Die Knie stützen die Schulterblätter des Sitzenden ab, mit den Händen zieht er die Arme des Partners sanft nach oben. Dabei schwingt er ganz sachte auf und ab. Alternativ auch leichte Gewichtsverlagerung von rechts nach links.

Das Therafit-Konzept: Training mit Spaß – Training mit Köpfchen[1]

Wolfgang Placht, Krankengymnast und langjähriger Instruktor für Brügger-Therapie, entwickelte das neue Therafit-Konzept, mit dem Sie gesunden Sport nach Hause und in die therapeutische Praxis bringen. Es revolutioniert das Heimtraining und bringt die richtige Rückenschule für den Alltag.

Der Körper „denkt" nicht in Muskeln, sondern in Bewegungen. Statt die Funktion einzelner Muskeln zu trainieren, üben und kräftigen Sie deshalb mit dem Therafit-Konzept ganze Muskelketten – insbesondere diejenigen, die die aufrechte Körperhaltung stabilisieren. Gleichzeitig werden alle durch die krumme Körperhaltung verkürzten Muskeln gestreckt.

Alle Übungen mit dem Therafit-Band sollen zu Beginn langsam durchgeführt werden, d. h. dynamisch, aber nicht zu schnell. Als Steigerung können Sie dann in jeder Endphase die Spannung bis zu 7 Sekunden isometrisch halten. Zählen Sie dabei langsam bis 7. Durch den Wechsel von dynamischen und isometrischen Übungen erhalten die dabei beübten Muskelketten einen optimalen Trainingsimpuls. Für die Handhaltung beim Üben mit dem Therafit-Band ist darauf zu achten, daß kein Faustschluß durchgeführt wird, sondern daß Sie das Band mehrmals straff um die Mittelhand herumlegen, um somit alle Finger frei beweglich zu halten. Bitte springen Sie auf dem Trimilin nicht zu hoch, sondern leiten Sie das Training mit einem leichten Schwingen ein. Die Übungen mit dem Therafit-Band können ansonsten nicht korrekt ausgeführt werden.

[1] Weitere Informationen über Trimilin und Therafit-Programm erhalten Sie bei *J. Heymans,* Gisostraße 10, 8081 Schöngeising, Tel.: 0 81 41/2 02 57.

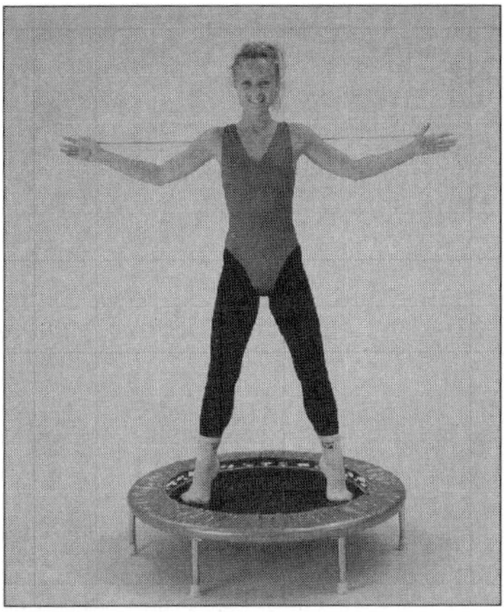

Übung 1

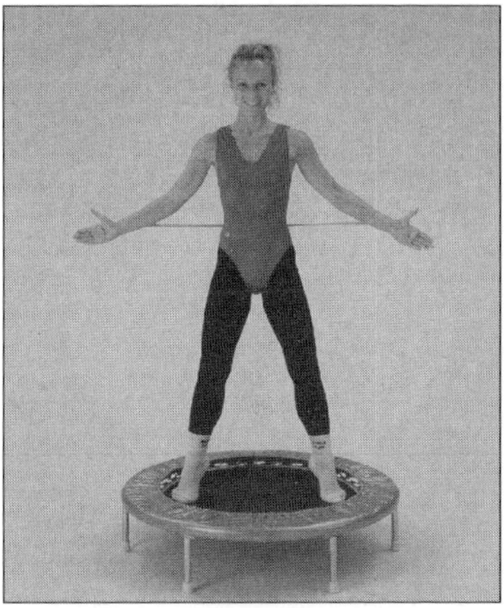

Übung 2

Übung 1 und 2

Legen Sie das Therafit-Band stramm um die Hände. Wenn notwendig, verknoten Sie das Band, so daß Sie mit den Fingern keine Faust machen. Bei allen Übungen sollten Sie die Finger spreizen. Achten Sie darauf, daß Sie nicht mit den Füßen vom Trimilin abheben. Bleiben Sie ständig in Berührung mit der Matte und versuchen Sie, mit dem ganzen Fuß zu schwingen.

Wirkung: Dehnung der gesamten vorderen Muskelkette, vom Großen Brustmuskel (Musculus pectoralis major) bis zur Bauchmuskulatur (Musculus infraspinatus, Musculus teres minor, Musculus latissimus dorsi), und gleichzeitige Aktivierung der oberen Rückenmuskulatur mit Mobilisierung der Brustwirbelsäule. Kräftigung der seitlichen und rückwärtigen Schultermuskulatur, besonders des Musculus deltoideus.

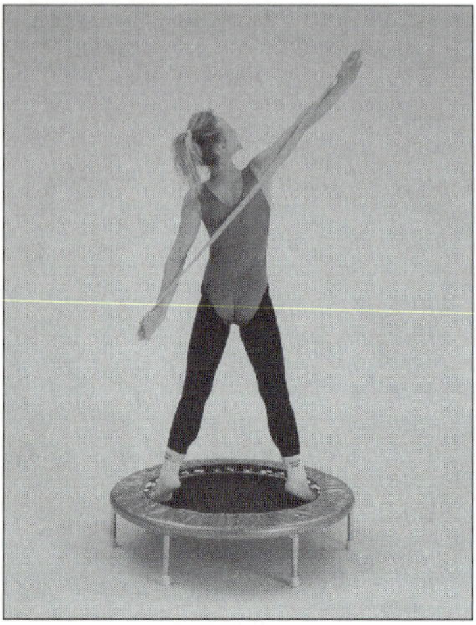

Übung 3

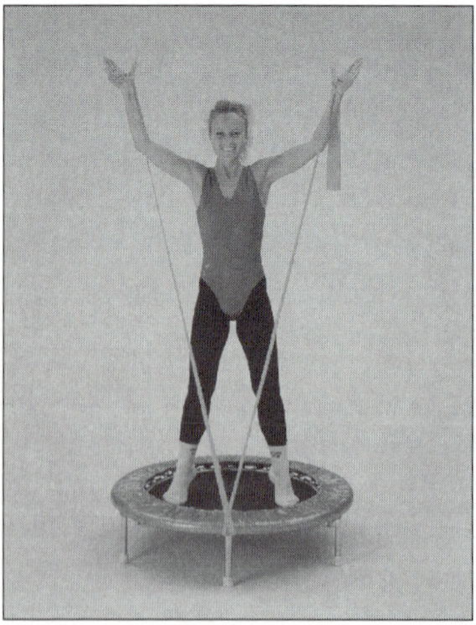

Übung 4

Übung 3

Spannen Sie das Therafit-Band diagonal hinter dem Rücken. Schwingen Sie weiter. Ziehen Sie die Schultern nicht nach oben.

Wirkung: Kräftigung der Brustmuskulatur, des Schultergürtels und der Oberarmmuskeln.

Übung 4

Befestigen Sie das Therafit-Band an einem Trimilin-Bein. Spannen Sie das Band mit beiden Armen gleichzeitig nach oben, bis die Arme gestreckt sind. Öffnen Sie die Hände, wie auf der Abbildung gezeigt.

Wirkung: Muskelaufbautraining der rückwärtigen Muskulatur im Schulter-Nacken-Bereich sowie der Rückenmuskulatur (Erector trunci), insbesondere am Übergang von der Brust- zur Lendenwirbelsäule.

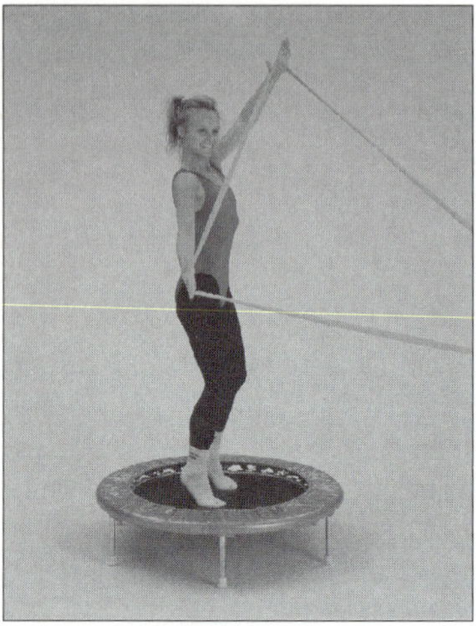

Übung 5

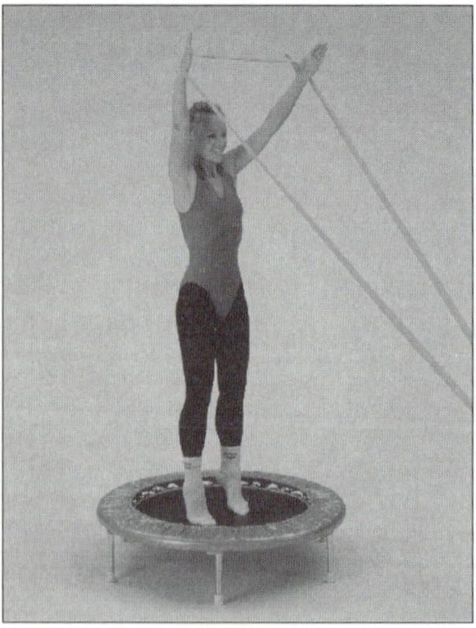

Übung 6

Übung 5

Befestigen Sie das Therafit-Band mit einem Haken an der Wand. Spannen Sie es, indem Sie einen Arm nach oben, den anderen nach unten strecken und gleichmäßig nach hinten ziehen. Halten Sie die Spannung und schwingen Sie dabei.

Wirkung: Gute diagonale Streckung und Aktivität der schräg verlaufenden Rückenmuskulatur mit besonderer Kräftigung der Handstrecker und des Musculus triceps beidseitig.

Übung 6

Spannen Sie das Band mit beiden Armen über dem Kopf nach hinten. Schulterkontrolle!

Wirkung: Kräftigung der gesamten Schulter-Nacken-Muskulatur und der Rückenmuskeln, besonders im oberen Teil der Brustwirbelsäule.

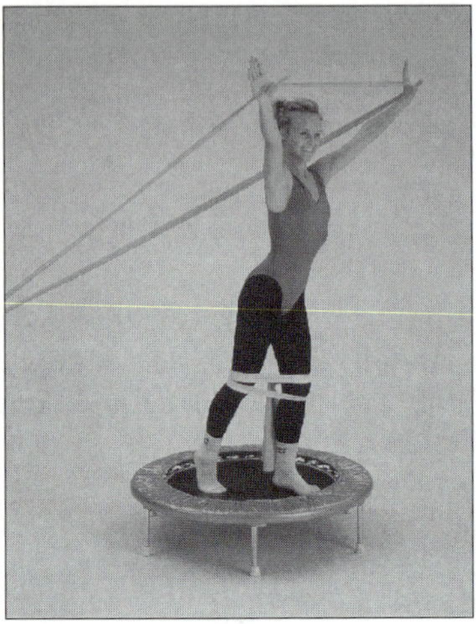

Übung 7

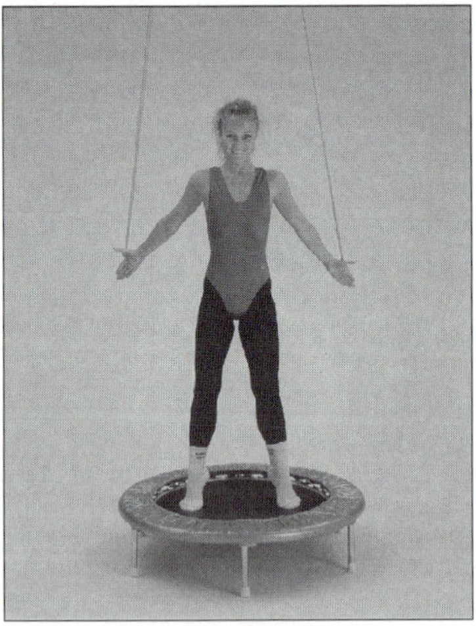

Übung 8

Übung 7

Spannen Sie das Band mit beiden Armen über dem Kopf nach vorn. Zusätzlich können Sie sich ein zweites Band um die Kniegelenke binden, um das Training zu verstärken. Achtung, das Band darf nicht direkt auf die Kniescheibe drücken.

Wirkung: Durch verschiedene Einstellung der Arme kann der Trainierende optimal auf die vorderen Muskelpartien (Musculus pectoralis major) und die gesamte Bauchmuskulatur eingehen. Durch das zweite Band wird die gesamte rückwärtige Muskulatur gestärkt, von den Beinen bis zum Schultergürtel.

Anmerkung:
Die Übungen 5, 6 und 7 können auch zu zweit ausgeführt werden, wobei ein Partner durch unterschiedlichen Zug am Band mehr oder weniger Aktivität vom anderen Partner auf dem Trimilin fordert.
Bitte geben Sie am Anfang nicht zuviel Widerstand!

Übung 8

Befestigen Sie das Therafit-Band mit einem Haken an der Decke. Halten Sie die Arme gestreckt in Hüfthöhe und schwingen Sie auf dem Trimilin.

Wirkung: Bandscheibenübung. Durch gleichmäßigen Zug kommt es zur Streckung und Entlastung der gesamten Wirbelsäule. Ausgezeichnete Übung für alle Personen mit Bandscheibenproblemen.

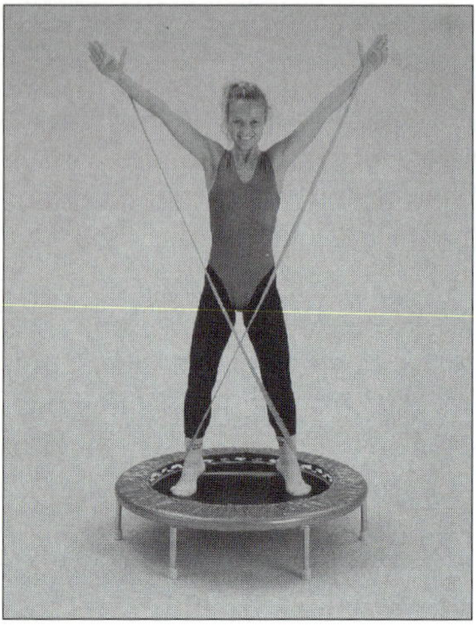

Übung 9

Übung 9

Führen Sie das Therafit-Band unter Ihren Füßen hindurch. Mit beiden Armen ziehen Sie es diagonal über Kreuz nach oben, bis die Arme gestreckt sind. Wippen Sie mit der Ferse auf und nieder. Achtung: bitte nicht zu lang!

Wirkung: Durch den abwechselnden Fersendruck erfolgt ein intensiver Lymphtransport. Kräftigung der Waden- und Oberschenkelmuskulatur. Gute Vorbeugung gegen Krampfadern (Varizenbildung).

Konzept einer Rückenschule

Jede Rückenschule steht und fällt mit dem persönlichen Einsatz und der Fantasie des jeweiligen Betreibers. Der Ablauf einer Rückenschule wird weiter geprägt durch die Örtlichkeit, in der sie stattfindet (Turnhalle, Kurhaus, physikalische Abteilung einer Klinik), durch die Ausbildung der Rückenschullehrer, vor allem aber durch die Fähigkeit zur Animation des Rückenschülers. Eingeschliffene Verhaltensweisen zu ändern, ist sehr schwierig, hat man als Rückenschulleiter einen Psychologen zur Seite, so mag das vielleicht erleichternd sein. Die notwendigen „Ringelsöckchen" muß jeder Rückenschullehrer oder Leiter für seine Schüler selbst „stricken". Es gibt inzwischen mehrere Rückenschulkonzepte mit unterschiedlichen Schwerpunkten. Lerninhalte und Lernziele sind, soweit ich dies überblicken kann, bis auf Nuancen weitgehend dieselben. Beim Arbeitskreis degenerativer Wirbelsäulenerkrankungen der Deutschen Orthopädischen Gesellschaft (Vorsitz Professor Dr. *Krämer*, Orthopädische Universitätsklinik Bochum) hat man Rückenschulen aufgelistet, die sich in ihren Lernzielen und Lerninhalten abgestimmt haben und bei der weiteren Entwicklung der Rückenschulen sich weiterhin abstimmen werden. Das Forum „Gesunder Rücken – besser leben" (Wiesbaden, Postfach 2568) hat seit einigen Jahren Rückenschulerfahrung und kann seinerseits selbst Rückenschulkurse anbieten und weitere Aktivitäten vermitteln.

Es wäre wünschenswert, daß alle, die Rückenschulen betreiben oder betreiben werden, sich den Aktivitäten der beiden aufgeführten Gruppierungen anschließen, um die Erfahrungen der einzelnen Rückenschulen regelmäßig auszutauschen.

Persönliche Empfehlung*

Jeder Pilot geht vor dem Start eine Checkliste durch, nach der alle Funktionen getestet werden, die sein Flugzeug zum Fliegen bringen. Machen Sie es wie der Pilot, machen Sie sich eine Checkliste für den Alltag, wenn nicht schriftlich, dann zumindest mental (im Kopf). Denken Sie daran, daß Ihre Muskeln noch „schlafen“, wenn Sie morgens aufwachen. Setzen Sie Weckreize für Ihre Muskulatur durch Dehnen und Strecken, wie dies Hund und Katze tun, bevor Sie Ihren Liegeplatz verlassen. Am besten starten Sie den Tag mit einem Bewegungsprogramm im Bett und an der Bettkante.

Ihre Wirbelsäule, die Muskulatur, die die Wirbelsäule hält, und Ihre Gelenke freuen sich auf die erste Bewegung am frühen Morgen und darauf, daß sie in Schwung kommen, bevor sie belastet werden. Das Ausziehen des Schlafanzuges und das Anziehen der Unterwäsche und der Socken können zu einer weiteren sinnvollen Gymnastik ausgebaut werden. Ein bißchen Phantasie kreiert ein neues Bewegungsprogramm (Ausziehen/Anziehen). Die bewußt wachgerüttelten, gedehnten und gespannten Rumpf- und Beinmuskeln tragen den Körper mit Leichtigkeit. Vor dem Spiegel angekommen halten Sie zuerst mal Zwiesprache mit Ihrem Spiegelbild: Hängen meine Schultern noch nach vorne, wo steht heute morgen mein Kopf? Wenn Sie noch etwas schlaff von der Nacht sind, dann richten Sie sich zuerst mal ins Lot.

Bevor Sie sich zum Waschen bücken, denken Sie daran, daß Sie diese Bewegung schon als Hüftübung nutzen können. Spreizen Sie die Beine und beugen Sie den Rumpf als Ganzes in beiden Hüftgelenken nach vorne; hierdurch dehnen Sie die Hüftadduktoren und beugen damit der Hüftarthrose vor und stabilisieren Ihren Rumpf

* Diaserie mit Broschüre sind erhältlich bei: Fa. Motio GmbH, Institut für ganzheitliche Bewegungs- und Gesundheitsprogramme, Redtenbacher Str. 11, 7500 Karlsruhe 1

schützend. Wollen Sie diese Hüftübung ausweiten, so können Sie bereits während des Zähneputzens nach links und rechts im Sinne eines Ausfallschrittes die Hüftbeugemuskeln abwechselnd dehnen. Gesäßmuskeln anspannen, Hüftbeuger 10 Sekunden dehnen. Auch hierdurch beugen Sie bereits einer Hüftarthrose vor, indem Sie die Beweglichkeit und den Bewegungsspielraum Ihrer Hüftgelenke erhalten. Bereits beim Verlassen des Badezimmers haben Sie somit ein ganz ansehnliches Bewegungsprogramm für Wirbelsäule und Gelenke absolviert.
Wenn Sie beim Anziehen Schwierigkeiten haben, stabilisieren Sie den Rücken an der Schrankwand oder setzen sich auf einen Schemel, um den Rücken an der Schrankwand zu stabilisieren. Socken und Hosen lassen sich so sehr viel leichter anziehen.
Was das Tagesprogramm betrifft, so haben wir für die Hausfrau und für den Werktätigen in den jeweiligen Kapiteln unseres Buches darauf hingewiesen. Wichtig ist, daß Sie bei den Alltagsbeschäftigungen die Regeln unserer Rückenschule beachten die Bewegungsmonotonie eigentlich jeder Alltagsbeschäftigung durch aktive Bewegungspausen unterbrechen. 2 Minuten Gymnastik zwischendurch erhalten Sie am Schreibtisch und im Haushalt fit. Musikkassetten können die Gymnastik musikalisch untermalen. Es gibt auch zahlreiche Kleingeräte, mit denen die Gymnastik mehr Spaß macht und sich auch ein Trainingseffekt erreichen läßt (z. B. Deuserband). Nach dem Prinzip „man nehme 3 × täglich", ist die Gymnastik zwischendurch sinnvoll.
Entspannen können Sie nur im Liegen, sitzend wird der Rücken wenig belastet. Mit einer Liegepause zwischendurch schöpfen Sie erneute Kraft und regenerieren den Körper für die anfallenden Aufgaben. Nutzen Sie eine Mittagspause zum Liegen und Entspannen, nehmen Sie die Spannung vor der Arbeit durch gezielte, stabilisierende, muskeltonisierende Übungen wieder auf, so wie wir Sie angegeben haben. Wenn Sie nach Tagesablauf dennoch

Persönliche Empfehlung

trotz aller Vorsichtsmaßnahmen Beschwerden bekommen, lassen Sie den Tag noch einmal Revue passieren und gehen im Geist alle Tätigkeiten durch, die Sie erledigt haben. Sicher findet sich irgendwo eine Spur von Fehlverhalten. Sie können ja am darauffolgenden Tag nach diesen Überlegungen versuchen, bei Ihrer „Betriebsbegehung“ die Fehler von vornherein zu vermeiden.

Auch die Freizeit will gestaltet sein, denn in der Freizeit lauern sehr viele Gefahren für unseren Bewegungsapparat. Übertreibung und Überlastung schaden ebenso dem Körper wie all zu schnelles und intensives „Abschlaffen“. Setzen Sie sich nicht unter Freizeitstreß, denn jede Freizeitaktivität, die unter zeitlichem Druck erfolgt, schafft Ihnen neue Muskelverspannungen. Entspannen Sie psychisch durch einen Spaziergang, während dem Sie Ihre Gedanken auf angenehme und schöne Dinge lenken können. Der zu lange dauernde Fernsehabend bedeutet erneuten Streß für Sie.
Bewegung baut Streß ab. Ein lockerer Waldlauf ist für den Streßabbau optimal, für den Körper eine wahre Sauerstoffdusche. Die tagsüber strapazierten Muskeln entschlacken dabei sehr gut, das vegetative Nervensystem beruhigt sich. Eine Lockerungsgymnastik zur Musik im Familienkreis stellt den sportlichen Ausklang eines Tagesablaufes dar. In vielen Fällen wird es sich nicht vermeiden lassen, daß die Gewohnheit siegt, nämlich die Gewohnheit, abends fernzusehen. Denken Sie daran, daß Sie nicht zu lange sitzen und durch eine ungünstige Sitzposition sich keinen Fernsehhals zuziehen. Setzen Sie sich auf einen etwas festeren Stuhl oder Sessel mit Lenden-Kreuz-Stütze, so daß die normale Krümmung der Lendenwirbelsäule erhalben bleibt, stecken Sie sich ein Kissen in den Nacken, so daß Ihre Nackenmuskulatur entspannt bleibt, und sitzen Sie möglichst unruhig. Öfter „locker vom Hocker“ ist dringend geboten.

Literatur

1. Bayerisches Staatsministerium für Arbeit und Sozialordnung: Sitzen Sie richtig? Sitzhaltung und Sitzgestaltung am Arbeitsplatz 1983
2. Bayerisches Staatsministerium für Unterricht und Kultus: Lehrerfortbildung für den Sportförderunterricht in Bayern. Konzept für die Weiterbildung im Sportförderunterricht 1985
3. *Beitel, H.:* Wirbelsäulengymnastik. Müller & Steinicke, München 1985
4. *Berger, M., F. Gerstenbrand, K. Levit:* Schmerz- und Bewegungssystem in Studien 6. Fischer, Stuttgart–New York 1984
5. *Böhmig, U.:* Rückenschmerzen, Bandscheiben und Ischias. Orac, Wien 1983
6. *Brognoni, G.:* Die proprioceptive Reeducation von Patienten mit chronischer Lumbalgie. Manuelle Medizin (1985), 34–36
7. *Brügger, A.:* Die Erkrankung des Bewegungsapparates und seines Nervensystems. Fischer, Stuttgart–New York 1980
8. *Cailett, R. M. B.:* Understand Your Backache. F. A. Davis Company, Philadelphia 1984
9. Dokumenta Geigy: Lumbalgien, Lumboischialgien und Ischias. In: Folia Rheumatologica
10. *Dordel, S., M. Benoteit:* Ausdauer bei 8–9jährigen. Ein Betrag zur Auswahluntersuchung für das Schulsonderturnen. Sportunterricht 30 (1981), 145–350
11. *Eklundh, M.:* Achte auf deinen Rücken. Pflaum, München 1978
12. *Greenman, E.:* Neuromuscular functions. Springer, Berlin–Heidelberg–New York–Tokio 1984
13. *Gross, D., D. Langen:* Fehlsteuerungen des autonomen Nervensystems. In: Therapie über das Nervensystem, Bd. 13. Hippokrates, Stuttgart 1973
14. *Gunnari, H., O. Evjenth, M. Brady:* Allround fitness. Reier 1983
15. *Gustavsen, R.:* Trainingstherapie. Kiemer, Stuttgart–New York 1984
16. *Gutman, G.:* Funktionelle Pathologie und Klinik der Wirbelsäule, 1. Die Halswirbelsäule. Fischer, Stuttgart–New York 1981
17. *Heide, M.:* Rückenschmerzen überwinden. Hippokrates, Stuttgart 1983
18. *Heipertz, W., W. Kuprian:* Therapeutisches Reiten. Franckhsche Verlagshandlung, Stuttgart 1969
19. *Hepp, W. R., D. Hasselberg:* Die muskuläre Rückeninsuffizienz – eine therapeutische Herausforderung. Orthopädische Praxis, Sonderdruckheft 2,18 (1982), 135–137
20. *Hohmann, D., B. Kügelgen, K. Liebig:* Neuroorthopädie, Bd. 3. Springer, Heidelberg–New York–Tokio 1985
21. *Hoppenfeld, S.:* Klinische Untersuchung der Wirbelsäule und der Extremitäten. Fischer, Stuttgart–New York 1982
22. *Hoppenfeld, S.:* Orthopädische Neurologie, Bd. 24. Enke, Stuttgart 1980

23. *Ivetti, J., B. Covelli, C. N. De Silva, W. Rotzler, A. Weintraub:* Die menschliche Haltung und die Wirbelsäule. In: Die Wirbelsäule in Forschung und Praxis, Bd. 85. *Rizzi, M. A.* (Hrsg.). Hippokrates, Stuttgart 1979
24. *Junghanns, H.:* Wirbelsäule und Beruf. Die Wirbelsäule in Forschung und Praxis, Bd. 92. Hippokrates, Stuttgart 1980
25. *Junghanns, H.:* Die Wirbelsäule unter den Einflüssen des täglichen Lebens, der Freizeit, des Sportes. In: Forschung und Praxis, Bd. 100. Hippokrates, Stuttgart 1986
26. *Kaisser, P. J., S. Höfling:* Münchner Manual zur orthopädischen Rückenschule. Springer, Berlin 1990
27. *Kapandji, J. A.:* Funktionelle Anatomie, Bd. 3. Enke, Stuttgart 1985
27a. Keiper Recaro GmbH & Co: Studie über behindertengerechtes Sitzen. Rottenburger Druckerei 1990
28. *Kempf, G.:* Wirbelsäulenhygiene. Verlag für Medizin Dr. Ewald Fischer, Heidelberg 1985
29. *Klein-Vogelbach, S.:* Ballgymnastik zur funktionellen Bewegungslehre. In: Rehabilitation und Prävention, Bd. 12. Springer, Berlin–Heidelberg–New York 1981
30. *Klein-Vogelbach, S.:* Funktionelle Bewegungslehre. In: Rehabilitation und Prävention, Bd. 1. Springer, Berlin–Heidelberg–New York–Tokio 1984
31. *Kobayashi, T. und P.:* T'ai Chi Ch'uan, ein praktisches Handbuch zum Selbststudium, 6. Aufl. Hugendubel, München 1986
32. *Kopell, H., N. Kästner:* Rückenschmerzen Vorbeugen–Lindern–Heilen. Humbolt Taschenbuchverlag Jacobi KG, München 1978
33. *Krämer, J.:* Bandscheibenschäden vorbeugen durch „Rückenschule", 3. Aufl. Heyne, München 1986
34. *Krämer, J.:* Bandscheibenbedingte Erkrankungen, 2. überarb. und erw. Aufl. Kiemer, Stuttgart–New York 1986
35. *Kraus, H.:* Rückenschmerzen. Goldband, München 1968
36. *Kuhn, W.:* Funktionelle Anatomie des menschlichen Bewegungsapparates, Bd. 73. Hofmann, Schorndorf 1979
37. *Kuhnert, W.:* Wirbelsäule und innere Medizin, 2. überarb. Aufl. Enke, Stuttgart 1975
38. *Laser, T.:* Lumbale Bandscheibenleiden. Zuckschwerdt, München 1988
39. *Lekszas, G.:* Heilsport in der Orthopädie, 2. überarb. Aufl. Enke, Stuttgart 1981
40. *Mandal, A. C.:* The Seated Man (homo sedens). Daphnia Publications, Denmark 1985

41. *Markworth P.:* Sportmedizin, physiologische Grundlage. Rowohlt, Reinbek 1983
42. *Mc Kenzie, R. A.:* The Lumbalspine Diagnoses Mechanical Diagnoses And Therapy. Spinal Publications 1981
43. *Medau, H.-J.:* Organgymnastik. Pohl, Celle 1987
44. *Metz, E.-G.:* Rücken- und Kreuzschmerzen. Bewegungssystem oder Nieren, Springer, Berlin–Heidelberg–New York–London–Paris–Tokio 1986
45. *Mile, W.:* Gelenk–Wirbelsäulenrheuma. Hoffmann-La Roche AG. Eulaverlag, Basel 1987
46. *Mumenthaler, M.:* Der Schulter–Armschmerz. Huber, Bern–Stuttgart–Wien 1980
47. *Pope, D., W. Freymoyer, G. Andersson:* Occupational Low Back Pain. Praeger, New York–Philadelphia–Eastborne–Toronto–Hongkong–Tokio–Sidney 1984
48. *Putz, R.:* Biomechanik der Wirbelsäule. Krankengymnastik 41,1 (1989), 20
49. *Reinhardt, B.:* Die stündliche Bewegungspause. Hippokrates, Stuttgart 1983
50. *Reinhardt, B.:* Sitzen macht krank - Die stündliche Bewegungspause schützt. In: Medizin-Gesundheit-Politik. Hartmann-Bund-Jahrbuch 1986 für Medizinentwicklung und Gesundheitspolitik. Deutscher Ärzteverlag, Köln 1986
51. *Reinhardt, B.:* Die aktive Bewegungspause am Computerarbeitsplatz. Praktische Orthopädie, Bd. 18. Stark, Bruchsal 1987
52. *Reinhardt, B.:* Die Rückenschule - Modetrend oder therapeutische Herausforderung? Extracta Orthopaedica 11,4 (1988)
53. *Reinhardt, B.:* Schmerzsyndrome in der Orthopädie. In: Schmerzphysiotherapie, Lehr- und Handbuch für den Schmerzphysiotherapeuten. *Dittel, R.* (Hrsg.). Fischer, Stuttgart–New York (im Druck)
54. *Reinhardt, B.:* Die Beckenbalance - Grundvoraussetzung der Rückenschule. In: Die Rückenschule. *Neutwig, C. G., J. Krämer, C. H. Ullrich* (Hrsg.). Enke, Stuttgart 1990
55. *Reinhardt, B.:* Präventivmaßnahmen von Wirbelsäulenerkrankungen im Kindesalter. In: Die Wirbelsäule, ausgewählte sporttherapeutische Aspekte. *Binkowski, H., G. Huber* (Hrsg.). Kleine Schriftenreihe des Deutschen Verbandes für Gesundheitssport und Sporttherapie, Bd. 2. Echo, Köln 1990
56. *Riemkasten, F.:* Die Alexander-Methode, 6. Aufl. Haug, Heidelberg 1967
57. *Rieder, H., R. Kuchenbädker, G. Rompe:* Motorische Entwicklung. Haltungsschwächen und Sozialisationsbedingungen. Bundesinstitut für Sportwissenschaft 55. Hofmann, Schorndorf 1986
58. *Rush, A.-K.:* Rückenschmerzen. Rowohlt, Reinbek 1985

59. *Schwind, P.:* Alles im Lot – Körperliches und seelisches Gleichgewicht durch Rolfing, 2. Aufl. Goldmann, München 1986
60. *Spring, H., U. Illi, H.-R. Kunz, K. Röthlin, W. Schneider, T. Tetschler:* Dehn- und Kräftigungsgymnastik. Stretching und dynamische Kräftigung. Thieme, Stuttgart–New York 1986
61. *Stegemann, J.:* Leistungsphysiologie, 3. überarb. Aufl. Thieme, Stuttgart 1984
62. *Stoddard, A.:* Leben ohne Rückenschmerzen. Hippokrates, Stuttgart 1979
63. *Tilscher, H., M. Eder:* Schmerzsyndrome der Wirbelsäule. In: Die Wirbelsäule in Forschung und Praxis, Bd. 81. Hippokrates, Stuttgart 1978
64. *Tilscher, H., M. Eder:* Die Rehabilitation von Wirbelsäulengestörten, 2. völlig neu bearb. Aufl. Springer, New York–Heidelberg–Tokio 1983
65. *Vischer, T. L.:* Lokalisierte Schmerzsyndrome in der Rheumatologie, 1 Nakken und obere Gliedmaßen. Sandoz S.A., Basel 1979
66. *Vischer, T. L.:* Lokalisiertes Schmerzsyndrom in der Rheumatologie, 2 Rükken. Sandoz S. A., Basel 1979
67. *Wasmund-Bodenstedt, U., W. Braun:* Haltungsschwächen bei Kindern im Grundschulalter – Untersuchungen über den Einfluß zusätzlicher Bewgungsaktivitäten. Motorik 1,6 (1989), 11–22
68. *Weineck, J.:* Sportanatomie. perimed Fachbuch-Verlagsgesellschaft mbH, Erlangen 1983
69. *White, A. H.:* Backschool and other conservative approaches to low backpain. The CV Mosby Company, St. Luis–Toronto–London 1983
70. *Winkel, G., Fisher, C. Vroege:* Nicht operative Orthopädie der Weichteile des Bewegungsapparates, Teil 2: Diagnostik. Fischer, New York–Stuttgart 1985
71. *Winthrop GmbH:* Wirbelsäulensyndrome
72. *Winthrop GmbH:* Kopfschmerz
73. *Wolff, H.-D.:* Neurophysiologische Aspekte der manuellen Medizin, 2. überarb. u. erg. Aufl. Springer, Berlin–Heidelberg–New York–Tokio 1983
74. *Wolin, M., N. Phelan:* Yoga gegen Rückenschmerzen. Goldmann Taschenbuch
75. *Zauner, R., A. Göb:* Rückenschmerzen. Gräfe und Unzer, München 1979
76. *Zimmermann, M., H. Seemann:* Der Schmerz. Springer, Heidelberg–New York–London–Paris–Tokio 1986

Forum Gesunder Rücken – besser leben

Das Forum: Gesunder Rücken – besser Leben hat sich zum Ziel gesetzt, dem Phänomen Rückenschmerz mit präventiven und therapeutischen Mitteln zu begegnen. Zu diesem Zweck haben Ärzte, Sportwissenschaftler, Krankengymnasten, Sportlehrer, Psychologen ein Forum gegründet. Es soll unter anderem die Vorurteile und Berührungsängste zwischen den Berufsgruppen abbauen. Nur ein gemeinsames Vorgehen kann auf Dauer dem Schmerzbefallenen Hilfe bringen. Einige Zahlen machen das deutlich:

80 % der Bevölkerung leiden sporadisch oder chronisch unter Rückenschmerzen. Jeder 5. Patient kommt mit Rückenschmerzen in die Praxen der Ärzte. Der größte Kostenverursacher bei den Kassen ist der „Kreuzschmerz". 19 % der Frühpensionen bei Männern werden durch Rückenschmerzen verursacht. Das sind nur einige Beispiele, weitere Zahlen können detailliert angeführt werden.

Die Behandlung von Rückenschmerzen kennt verschiedene therapeutische Maßnahmen, die hier nicht aufgezählt werden müssen. In fast allen Fällen liegt die Ursache der Beschwerden in der Entwicklung unserer Zivilisation und im speziellen dem Bewegungsmangel unserer Sitzgesellschaft. Das bedeutet, man muß das anerzogene Verhaltensmuster ändern, wenn man der Krankheit begegnen will.
Das Bewegungsdefizit muß durch Übungsprogramme abgebaut werden und in einem gleitenden Übergang zu einer Normbelastung führen. Dies kann nur durch vernünftigen Freizeitsport (Leibesübungen) und nicht durch sportliche Überbelastung erreicht werden.
Hier aber liegt die derzeitige Schwäche unseres Gesundheitswesens. Die medizinische Betreuung hört nach der Schmerzbehandlung auf. Für eine sportliche Betätigung gibt es viel zu wenig

geschulte Kräfte und Sportstätten, die weiterführende und aufbauende Programme für diese große Masse der Betroffenen anbieten. Ohne einen gezielten Bewegungsausgleich, einhergehend mit dem richtigen Rückenverhalten im Alltag, wird es immer wieder zu Rückenschmerzen kommen, wie die Häufigkeit der Fälle zeigt. Daher ist es so wichtig, daß die oben angeführten Berufsgruppen gemeinsam einen Weg aus der Sackgasse finden. Das Forum will mit allen schon bestehenden Gruppierungen kooperativ Zusammenarbeiten. Es müssen nicht nur Vorschläge, sondern eingreifende Maßnahmen erarbeitet werden, die mit Unterstützung der öffentlichen Organe und den Kassen durchgeführt werden, zum Wohle aller. Es muß aber auch von den Berufsgruppen sichergestellt sein, daß sie nicht nur den Wunsch haben zu helfen, sondern daß neben der Bereitschaft auch die Kapazität da ist, um geeignete Maßnahmen umzusetzen.

„Rückenschulen und Bewegungskurse" sind ein erster Schritt. Es handelt sich dabei um 16-Stunden-Kurse mit medizinischer Betreuung und Aufklärung sowie Funktionsgymnastik. Es darf aber auch das sportliche Element nicht zu kurz kommen, denn der Betroffene muß aus Spaß und Überzeugung durch die sportspielerischen Übungen seinem Problem „Kreuzschmerz" begegnen, dann fällt es ihm auch leicht, sich in den adäquaten Freizeitsport einzugliedern.

Unser Gesundheitswesen ist selbst krank, das bestreitet heute niemand mehr. Die Gespräche zur Gründung des Forums haben gezeigt, daß ein Miteinander Abhilfe schaffen kann. Die Lösungen bedürfen der Umsetzung. Außer Frage steht, daß rechtzeitige und richtige Therapie, auch Prophylaxe und Rehabilitation mit Sicherheit derart kostendämpfend wirken können wie kaum andere Maßnahmen.